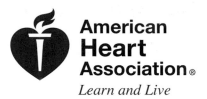

American
Heart
Association®
Learn and Live

Edición en español de

Heartsaver®
Primeros auxilios con RCP y DEA
LIBRO DEL ESTUDIANTE

Editores

Louis Gonzales, BS, LP, *Editor científico senior*
Michael W. Lynch, NREMT-P, *Asesor de contenidos*

Editora jefe

Sue Bork

Contribuciones especiales

Michael A. Buldra
Tony Fernandez, MS, NREMT-P
Susan Fuchs, MD
John Gosford, BS, EMT-P
Theresa Hoadley, RN, PhD, TNS
Scott Larson, EMT
Mary Mast, RN
David Parish, MD, MPH
Adam J. Singer, MD
Mark A. Terry, MPA, NREMT-P

Subcomité de primeros auxilios 2010-2011

Rita Herrington, FNP, *Presidente*
Louis Gonzales, BS, LP, *Presidente durante 2006-2009*
Kostas Alibertis, CCEMT-P
Nate Charlton, MD
Jeffrey D. Ferguson, MD, NREMT-P
Peter Fromm, MPH, RN
Michael Hendricks, EMT
Helen McCracken, RDH, MS
George Murphy, EMT-P
Jeanette Previdi, RN-BC, BSN, MPH
William Smith, MD
Jeff Woodin, NREMT-P

©2011 American Heart Association. Edición original en inglés:
Heartsaver First Aid CPR AED Student Workbook
978-1-61669-017-5
Impreso en Estados Unidos

Primera edición de la American Heart Association: marzo de 2011

i

Subcomité pediátrico 2009-2010

Para encontrar actualizaciones o correcciones sobre este texto, visite el sitio **www.heart.org/cpr**, navegue hasta la página de este curso y haga clic en el botón de actualizaciones.

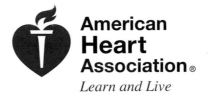

Heartsaver®
Primeros auxilios con RCP y DEA
LIBRO DEL ESTUDIANTE

Editores de la edición en español

Fabián C. Gelpi

Alfonso García Castro, MD

Alfonso Martín, MD, PHD

Carlos Bibiano Guillen, MD

Manuel J. Vazquez Lima, MD

Editora jefe de la edición en español

Audra A. Benson-Rogers

©2012 Edición en español: American Heart Association. Libro del estudiante de Heartsaver primeros auxilios con RCP y DEA: Impreso en EE. UU.: Integracolor Ltd., 3210 Innovative Way, Mesquite, TX, 75149 EE. UU. ISBN: 978-1-61669-199-8. Español 90-2313US, Fecha de impresión: 12/14

Contenido

Prólogo

Bienvenido al curso Heartsaver® primeros auxilios con RCP y DEA de la American Heart Association. El curso se ha estructurado como guía para aprender las habilidades básicas que permiten salvar una vida o evitar lesiones. Como cofundador del National First Aid Science Advisory, la AHA tiene por objetivo disminuir la tasa de mortalidad y discapacidades por una emergencia, y en este sentido, la AHA cree que USTED también puede ayudar. Le agradecemos sinceramente que realice este curso.

Este agradecimiento se extiende también a los numerosos voluntarios y las personas que han hecho posible el curso. No hay palabras para describir nuestra gratitud por su entrega, experiencia e incontables horas de trabajo.

Rita Herrington, FNP
Presidente del subcomité de primeros auxilios

Introducción

Puntos de aprendizaje

En este curso, aprenderá:

- Los conceptos básicos de primeros auxilios
- La RCP para adultos y el uso de un DEA

También podrá aprender la RCP en niños y lactantes (estas dos modalidades son opcionales).

El proceso de aprendizaje

Este libro del estudiante y el vídeo del curso le servirán para estudiar los conceptos básicos de los primeros auxilios, la RCP y el DEA.

Durante el curso, practicará varias habilidades. Si demuestra que puede realizarlas con la suficiente competencia, recibirá una tarjeta que acreditará que ha completado con éxito el curso.

Uso del libro del estudiante

Use este libro del estudiante de la siguiente forma:

Antes del curso:

- Lea este libro.
- Observe las imágenes.
- Tome notas sobre los procedimientos y las políticas de su grupo. Por ejemplo, si trabaja en un centro que tiene políticas y procedimientos establecidos para casos de emergencias, repase estos documentos y anote cómo esta información se aplica a su caso.

Durante el curso:

- Consulte el libro del estudiante para asimilar mejor las habilidades y los conocimientos importantes impartidos en el curso.

Después del curso:

- Repase las habilidades frecuentemente.
- Consulte las hojas de repaso y resúmenes de habilidades del libro del estudiante. Esto le ayudará a recordar los principios de los primeros auxilios, la RCP y el uso del desfibrilador externo automático (DEA).

Frecuencia de entrenamiento necesaria

Repase el libro del estudiante y la guía de referencia rápida con frecuencia para no olvidar las habilidades. Tiene que repetir este curso cada 2 años para renovar su acreditación.

Si tiene alergia al látex, informe de ello a su supervisor del programa de emergencias y a su instructor antes de empezar el curso.

Apartado 1: Conceptos básicos de primeros auxilios

Puntos de aprendizaje

Aprenderá los conceptos básicos de los primeros auxilios.

Definiciones y acciones clave

Se entiende por **primeros auxilios** a la atención inmediata que se presta a una persona enferma o lesionada a la espera de que llegue personal más cualificado al lugar del incidente y asuman el control.

Los primeros auxilios pueden ayudar a que la víctima se recupere por completo o más rápidamente, y pueden suponer la diferencia entre la vida y la muerte.

En la mayoría de los casos se atienden lesiones o enfermedades de poca gravedad; no obstante, también se tratan lesiones o enfermedades más graves con primeros auxilios, como una hemorragia importante o un ataque cardíaco.

Temas tratados

- Deberes del rescatador
- Seguridad de la víctima y del rescatador
- Llamar para pedir ayuda
- Averiguar el problema (*habilidad que se evaluará)
- Tras la emergencia

1. Deberes del rescatador

Puntos de aprendizaje

En esta sección, estudiaremos:

- Decidir si prestar primeros auxilios
- Ofrecerse a prestar primeros auxilios
- Cuidado del kit de primeros auxilios

Decidir si prestar primeros auxilios

Definiciones y acciones clave

El trabajo de algunas personas puede implicar la práctica de los primeros auxilios. Por ejemplo, durante el desempeño de su labor, los cuerpos de seguridad, bomberos, auxiliares de vuelo, socorristas y guardas forestales podrían tener que auxiliar a una posible víctima. En sus días libres, depende de ellos decidir si quieren ayudar o no.

| **Acción:**
 Decidir si prestar
 primeros auxilios | Prestar primeros auxilios podría ser un requisito de las funciones de su trabajo. Si es así, deberá ayudar mientras esté en su turno de trabajo. No obstante, en su día libre, depende de usted auxiliar o no. |

Ofrecerse a prestar primeros auxilios

| **Definiciones**
 y acciones clave | Antes de auxiliar a una persona enferma o lesionada, es importante preguntarle si desea su ayuda. |

Acción

Paso	Acción
1	Si la víctima responde, antes de tocarla, preséntese como el profesional de primeros auxilios. Pregúntele si desea su ayuda.
2	Si la víctima acepta, podrá iniciar los primeros auxilios.
3	Si la víctima rechaza su ayuda, llame al número local de emergencias y quédese junto a ella hasta que alguien con entrenamiento más avanzado llegue y tome el control.
4	Si la víctima está aturdida o no puede responder, dé por hecho que querría su ayuda.

Cuidado del kit de primeros auxilios

| **Definiciones**
 y acciones clave | El kit de primeros auxilios contiene el material necesario para una urgencia.

 No todos los kits contienen el mismo material. Su empresa decidirá qué tipo de kit deberá llevar. Al final de esta sección, encontrará una lista de ejemplo de materiales para un kit de primeros auxilios. Esta lista ha sido realizada por el Instituto Nacional Estadounidense de Estándares (ANSI, por sus siglas en inglés: American National Standards Institute), pero es solo un ejemplo de los elementos que una empresa puede decidir incluir en el kit. |

| **Acción:**
 Cuidado del kit de
 primeros auxilios | ■ Guarde los materiales en un contenedor resistente y estanco al agua con una etiqueta identificativa.
 ■ Sepa dónde está el kit de primeros auxilios.
 ■ Reponga el material utilizado para que el kit siempre esté listo para la próxima emergencia.
 ■ Compruebe el kit al principio de cada turno de trabajo. Confirme si falta o hay algún elemento caducado y compruebe que está completo y listo para una emergencia. |

2. Seguridad del rescatador y la víctima

Puntos de aprendizaje

En esta sección, estudiaremos:

- Evaluación de la escena
- Lavado de las manos
- Precauciones universales
- Exposición a la sangre
- Quitarse los guantes (*habilidad que se evaluará)

Evaluación de la escena

Definiciones y acciones clave

En ocasiones, hay que prestar primeros auxilios en lugares peligrosos. La persona enferma o lesionada podría estar en una habitación con gases tóxicos, en una calle con mucho tránsito o en un aparcamiento.

Antes de actuar, compruebe que la escena es segura para usted y la persona lesionada. No deje de observar a su alrededor para asegurarse de que no presenta ningún peligro. No podrá ayudar a nadie si usted resulta herido.

Acción: Evaluación de la escena

Conforme se aproxime a la escena, considere lo siguiente:

Peligro: preste atención a cualquier peligro para usted y para la persona lesionada. Mueva a la persona lesionada solo si está en peligro o si es necesario para realizar los primeros auxilios o la RCP. Muévala si es seguro hacerlo.

Ayuda: busque a alguien que pueda ayudarle y busque teléfonos. Pida a alguien que llame al número local de emergencias. Si no hay nadie cerca, realice usted mismo la llamada para pedir ayuda.

Quién: ¿Quién se ha lesionado? Calcule cuántas personas se han lesionado e intente averiguar qué ha pasado.

Dónde: ¿Dónde se encuentra? Sea conciso. El operador telefónico de emergencias necesitará saber la dirección, planta o lugar del edificio o inmueble donde se encuentra.

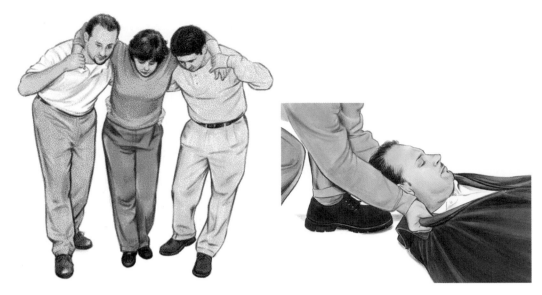

Figura 1. Estos ejemplos muestran cómo mover a una persona enferma o lesionada.

NOTA	Cuando preste primeros auxilios, conozca sus limitaciones. No se convierta en otra víctima. A veces, sus deseos de ayudar lo pueden poner en peligro. Por ejemplo, si no sabe nadar bien, extreme las precauciones al intentar salvar a alguien que se está ahogando.

Lavado de las manos

Definiciones y acciones clave	Lavarse bien las manos es una de las protecciones más importantes que puede realizar. Lávese las manos con agua y jabón si están visiblemente sucias y después de quitarse los guantes.

Acciones para lavarse bien las manos

Paso	Acción
1	Lávese las manos con agua limpia del grifo (tibia si es posible) y jabón.
2	Frote con las manos juntas e insista en toda la superficie de las manos y dedos durante al menos 20 segundos.
3	Enjuáguese las manos con abundante agua del grifo.
4	Séquese las manos con papel absorbente o un secador de aire. Si es posible, use papel absorbente para cerrar el grifo.

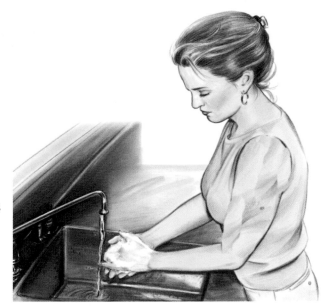

Figura 2. Lávese bien las manos con jabón y abundante agua tras quitarse los guantes.

Importante

Use un desinfectante de manos si no puede lavárselas con agua y jabón. Frótese bien las manos para acabar con los gérmenes y deje que el desinfectante se seque.

Precauciones universales

Definiciones y acciones clave

Esta sección se basa en las recomendaciones de los centros de prevención y control de enfermedades. Las precauciones universales tienen como fin protegerlo a usted y a sus colaboradores. Para una protección óptima, trate la sangre de cualquier persona como si estuviera infectada.

Los líquidos corporales, como la sangre, saliva y orina, pueden transmitir gérmenes que ocasionan enfermedades. El equipo de protección individual (EPI) lo protegerá. El EPI incluye:

- Guantes para proteger las manos de la sangre y otros líquidos corporales
- Protección ocular, si la persona lesionada está sangrando, para proteger los ojos de la sangre y otros líquidos corporales
- Mascarilla para protegerlo cuando practique las respiraciones de boca a boca

Acciones para cumplir las precauciones universales

Paso	Acción
1	Póngase un equipo de protección individual siempre que sea necesario.
2	Elimine el equipo desechable que haya estado en contacto con la sangre o líquidos corporales que contengan sangre en una bolsa para residuos biológicos (o según los requisitos de su lugar de trabajo).
3	Para desechar la bolsa para residuos biológicos, siga el plan de la empresa establecido al efecto.
4	Lávese bien las manos con jabón y abundante agua tras quitarse los guantes correctamente.

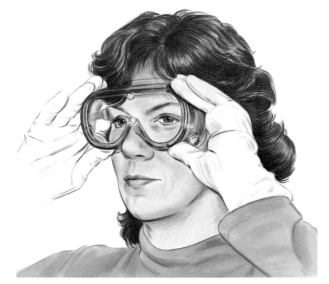

Figura 3. Lleve guantes de protección siempre que realice primeros auxilios y protéjase los ojos si la persona enferma o lesionada está sangrando.

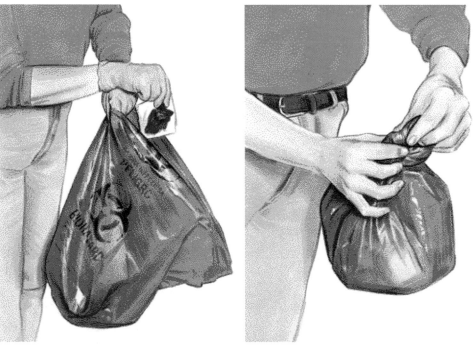

Figura 4. Tire el equipo desechable que haya estado en contacto con líquidos corporales, incluidos los guantes, en una bolsa para residuos biológicos si dispone de alguna. Deseche la bolsa según los procedimientos de la empresa.

Importante

Las **alergias al látex** son habituales y pueden ser graves. Algunos reanimadores y personas enfermas o lesionadas podrían ser alérgicos al látex. Si es posible, use guantes que no contengan látex, como guantes de vinilo.

Si usted o la persona enferma o lesionada tienen alergia al látex, no use este tipo de guantes.

Exposición a la sangre

Definiciones y acciones clave

Las enfermedades de transmisión por vía hemática están ocasionadas por gérmenes. Un reanimador podría contagiarse si un germen de la sangre o de los líquidos corporales de una persona entra en su cuerpo, a menudo por la boca, ojos o un corte en la piel. Para evitar contagios, los reanimadores deben llevar equipo de protección individual, guantes y protección ocular (gafas), que evitan el contacto directo con los líquidos corporales o la sangre de la persona lesionada.

Tres ejemplos de enfermedades de transmisión por vía hemática son:

- Virus de la inmunodeficiencia humana (VIH), el virus que causa el SIDA
- Hepatitis B
- Hepatitis C

Acción: Actuar ante una exposición a la sangre

Paso	Acción
1	Quítese los guantes.
2	Lávese de inmediato las manos y la zona de contacto con jabón y agua abundante.
3	Si los líquidos corporales han salpicado en ojos, nariz o dentro de la boca, enjuáguese estas zonas con agua abundante.
4	Informe de lo ocurrido al supervisor del programa de emergencias a la mayor brevedad. A continuación, acuda a un profesional de la salud.

Quitarse los guantes (*habilidad que se evaluará)

Definiciones y acciones clave

Durante los primeros auxilios, la parte exterior de los guantes podría entrar en contacto con sangre u otros líquidos corporales. Quítese los guantes sin tocarlos por fuera con las manos descubiertas.

Paso	Acción
1	Agarre uno de los guantes por el puño y tire hacia abajo para hacerlo salir del revés.
2	Sosténgalo con la otra mano (aún cubierta por el guante).
3	Coloque 2 dedos de la mano desnuda dentro del puño del guante que aún permanece en la otra mano.
4	Tire hacia abajo para que salga dándose la vuelta y envolviendo al primer guante.
5	Si hay restos de sangre en los guantes, deséchelos correctamente. • Échelos en una bolsa para residuos biológicos o conforme a los requisitos del lugar de trabajo. • Si no tiene ninguna bolsa para residuos biológicos, eche los guantes en una bolsa de plástico que se pueda cerrar antes de desecharla.
6	Lávese las manos tras prestar primeros auxilios para evitar contagios por gérmenes.

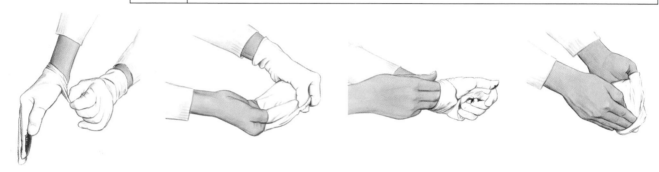

Figura 5. Cómo quitarse los guantes correctamente, sin tocarlos por fuera.

NOTA

Use una solución desinfectante de manos únicamente si no tiene acceso inmediato a agua y jabón. Lávese las manos con jabón y agua abundante en cuanto pueda.

3. Llamar para pedir ayuda

Puntos de aprendizaje

En esta sección, estudiaremos:

- Cuándo telefonear para pedir ayuda
- Cómo telefonear para pedir ayuda

Definiciones y acciones clave

La **cadena de supervivencia** de la American Heart Association para el adulto muestra las acciones más importantes para adultos en riesgo de perder la vida. El primer eslabón de esta cadena consiste en reconocer la situación y llamar al número de emergencias para obtener ayuda. Esta sección le enseña cómo y cuándo telefonear.

Todos los lugares de trabajo deben tener un plan de emergencias que indique a los empleados a quién, cómo y cuándo hay que llamar por teléfono para pedir ayuda en caso de emergencia.

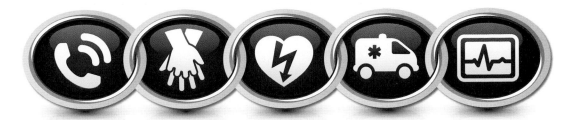

Figura 6. La cadena de supervivencia de la AHA para el adulto. El primer eslabón en la cadena para el adulto consiste en reconocer la emergencia y llamar pidiendo ayuda. A continuación, se realiza una RCP precoz con énfasis en las compresiones, uso rápido del DEA, cuidados avanzados efectivos y cuidados integrados posparo cardíaco.

Cuándo telefonear para pedir ayuda

Definiciones y acciones clave	Su empresa podría tener algunas recomendaciones sobre el momento oportuno en que se debe llamar al número de emergencias. En este libro, estudiará cuándo telefonear para pedir ayuda en situaciones de emergencia específicas.
Acción: Valorar cuándo telefonear para pedir ayuda	Como norma general, debe llamar al número de emergencias y pedir ayuda siempre que:

Como norma general, debe llamar al número de emergencias y pedir ayuda siempre que:

- Alguien esté gravemente enfermo o lesionado
- No esté seguro de qué hacer en una emergencia

Estos son algunos ejemplos de alguien gravemente enfermo o lesionado. La persona

- No responde cuando se le habla o toca
- Sufre molestias en el pecho
- Tiene signos de accidente cerebrovascular
- Tiene problemas de respiración
- Tiene una quemadura u otra lesión grave
- Tiene convulsiones
- No puede mover una parte del cuerpo repentinamente
- Ha recibido una descarga eléctrica
- Ha estado expuesto a sustancias tóxicas

Si alguien intenta suicidarse o sufre una agresión, llame al número de emergencias sin importar el estado en que se encuentre.

Definiciones y acciones clave

Su empresa podría tener como política llamar al equipo de seguridad o emergencias, o bien al servicio local del SEM.

Aprenda a usar el sistema telefónico. ¿Tiene que marcar algún número para obtener línea antes de llamar al número local de emergencias? Debería conocer el teléfono de emergencias de su empresa y llamar a ese número siempre que necesite ayuda.

Anote el teléfono de emergencias en su Guía de Referencia Rápida, en el kit de primeros auxilios y cerca del teléfono. También debería anotarlo aquí.

> Anote aquí su teléfono de emergencias:
>
> _____

Acción: Telefonear para pedir ayuda

Si está	Deberá

Solo	1. Gritar para pedir ayuda mientras empieza a examinar a la persona enferma o lesionada.
	 2. Si nadie responde a su llamada de auxilio y no es necesario atender de inmediato a la víctima.
	   a. Alejarse un momento para llamar al número local de emergencias.
	   b. Buscar el kit de primeros auxilios y un desfibrilador externo automático (DEA), si hay alguno disponible.
	 3. Volver junto a la persona enferma o lesionada.

Acompañado	1. Permanecer con la persona enferma o lesionada y prepararse para iniciar el protocolo de primeros auxilios o la RCP si sabe cómo. 2. Encargar a alguien que llame al número local de emergencias y buscar el kit de primeros auxilios y un DEA si se dispone de alguno.

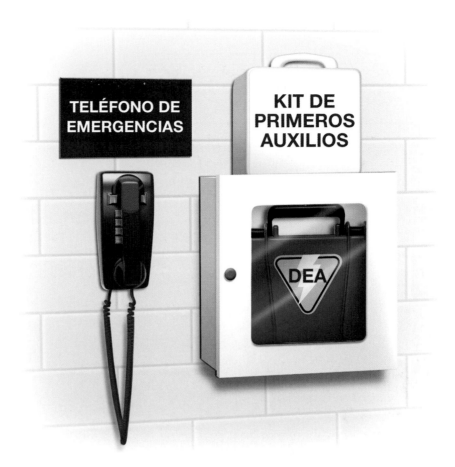

Figura 7. Conozca la ubicación del teléfono más cercano que deberá usar en caso de emergencia.

Importante

Es importante responder a todas las preguntas del operador telefónico de emergencias para que la ayuda llegue cuanto antes. No cuelgue hasta que el operador se lo indique. Responder a sus preguntas no retrasará la llegada de la ayuda.

NOTA: operadores telefónicos de emergencias

Cuando llame para pedir ayuda, el operador telefónico de emergencias podría darle instrucciones para realizar la RCP, usar un DEA o prestar primeros auxilios.

4. Averiguar el problema (*habilidad que se evaluará)

Puntos de aprendizaje

En esta sección, repasaremos los pasos para averiguar el problema.

Definiciones y acciones clave

Tras inspeccionar la escena y confirmar que es segura, y antes de iniciar los primeros auxilios, debe averiguar qué ha ocurrido. Aprenda a identificar los problemas en orden de importancia. En primer lugar, descarte si hay algún problema que ponga en riesgo la vida. A continuación, busque otros problemas.

13

Se dice que alguien "responde" si se mueve, habla, parpadea o reacciona de alguna forma cuando le golpea suavemente y le pregunta "¿Está bien?". Una persona "no responde" si no hace nada cuando le golpea suavemente y le pregunta si se encuentra bien.

Cuando una persona jadea/boquea, suele tomar aire muy rápido. Podría abrir la boca y mover la mandíbula, la cabeza o el cuello. Las respiraciones agónicas pueden parecer forzadas o débiles, y podría pasar un tiempo entre una y otra, ya que suelen darse con una frecuencia lenta. Pueden sonar como un resoplido, ronquido o gemido. ya que no se trata de una respiración normal ni regular. Son un signo de paro cardíaco en alguien que no responde.

Acción: Averiguar el problema

A continuación se enumeran los pasos que le ayudarán a averiguar cuál es el problema. Aparecen en orden de importancia, con el paso más importante al principio de la lista.

1. Cuando llegue, **inspeccione la escena para confirmar que es segura**. Conforme se aproxima a la persona enferma o lesionada, intente localizar signos de la causa del problema.

2. Compruebe si la víctima responde. **Golpéele ligeramente y pregunte en voz alta: "¿Está bien?".**

   ■ Si alguien responde y está consciente, podrá responder a sus preguntas. Dígale que está ahí para ayudar, pídale permiso y pregúntele cuál es el problema.

   ■ Si tras golpear ligeramente a una persona y dirigirse a ella en voz alta, esta solo puede moverse o quejarse y gemir, encargue a alguien que llame al número local de emergencias y busque el kit de primeros auxilios y un DEA, o bien hágalo usted mismo.

3. **A continuación, compruebe si la persona respira.** Si la persona no respira o solo jadea/boquea, inicie la RCP y use un DEA si sabe cómo hacerlo.

   Si no sabe cómo realizar la RCP y no lo va a aprender a lo largo del día de hoy, realice la RCP usando solo las manos (Hands-Only™). Para obtener información acerca de la RCP usando sólo las manos, visite **handsonlycpr.org.**

4. **Seguidamente, busque signos obvios de lesiones, como hemorragias, fracturas óseas, quemaduras o mordeduras.** (Más tarde estudiaremos estos problemas).

5. **Por último, busque algún colgante, pulsera o similar identificativo de un problema de salud.** Este accesorio le informará de cualquier situación clínica grave de la persona.

NOTA

Los músculos del final de la garganta se relajan en una persona que no responde. Esta relajación provoca que la lengua se retraiga y bloquee la vía aérea. Alguien con la vía aérea obstruida no podrá respirar.

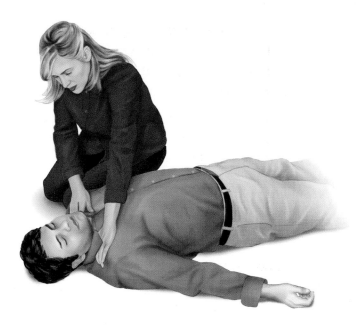

Figura 8. Compruebe si la víctima responde. Golpéele ligeramente y pregunte en voz alta: "¿Está bien?".

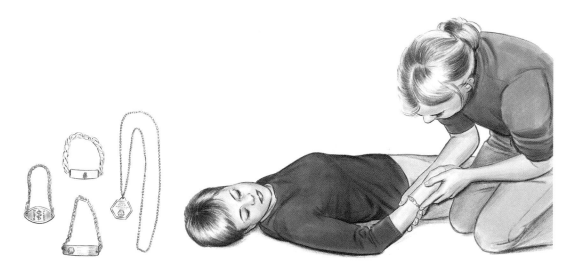

Figura 9. Busque algún colgante, pulsera o similar identificativo de un problema de salud.

5. Tras la emergencia

Puntos de aprendizaje

En esta sección, trataremos aspectos de privacidad y lo que debe hacerse tras la emergencia.

Definiciones y acciones clave

Como reanimador de primeros auxilios, averiguará asuntos privados sobre sus colaboradores, por ejemplo, sus situaciones clínicas. Proporcione toda la información sobre la persona enferma o lesionada a los reanimadores del SEM y al supervisor del programa de emergencias de su empresa. Quizá también deba completar un informe para su empresa.

No debe compartir esta información con otros colaboradores. Respete la confidencialidad de los asuntos privados.

Acción: Medidas para proteger la privacidad	■ Proporcione toda la información sobre la persona enferma o lesionada a los rescatadores del SEM.
	■ Complete el informe o los formularios de la empresa.
	■ Proteja la privacidad de la persona enferma o lesionada.

Kit de primeros auxilios de ejemplo

La siguiente tabla indica el contenido de un kit de primeros auxilios. Este kit cumple el estándar ANSI. Los requisitos pueden variar según el lugar de trabajo.

Elemento	Tamaño o volumen mínimo	Cantidad por paquete	Tamaño del paquete
Lista de teléfonos de emergencias locales importantes, incluidos el de la policía, bomberos, SEM y centro de toxicología*			
Compresa absorbente	206 cm^2 (32 pulg.^{2})	1	1
Venda adhesiva	2,5 cm × 7,5 cm	16	1
Cinta adhesiva	2,3 m (2,5 yd.) (total)	1 ó 2	1 ó 2
Tratamiento antibiótico	3,9 ml (0,14 onzas líquidas)	6	1
Hisopo antiséptico	3,9 ml (0,14 onzas líquidas)	10	1
Gasa antiséptica	2,5 cm × 2,5 cm	10	1
Toallita antiséptica	154 cm^2 (32 pulg.^{2})	10	1
Banda de compresión (5 cm, 2 pulg.)	5 cm × 90 cm	4	1
Banda de compresión (7,6 cm, 3 pulg.)	7,5 cm × 150 cm	2	1
Banda de compresión (10 cm, 4 pulg.)	10 cm × 180 cm	1	1
Apósito para quemaduras	10 cm × 10 cm	1	1 ó 2
Tratamiento para quemaduras	0,87 g (1/32 oz.)	6	1
Dispositivo de barrera para RCP		1	1 ó 2
Compresa fría	10 cm × 12,5 cm	1	2
Protección para los ojos, con medio de sujeción	18,7 cm^2 (32 pulg.^{2})	2	1
Solución de limpieza para la piel/ojos	113,6 ml (4 onzas líquidas) total	1	2
Guantes		2 pares	1 ó 2
Rollo de vendas (10 cm, 4 pulg.)	10 cm × 3,64 m	1	1
Rollo de vendas (5 cm, 2 pulg.)	5 cm × 3,64 m	2	1
Parche estéril	7,5 cm × 7,5 cm	4	1
Vendaje triangular	100 cm × 100 cm × 140 cm	1	1
Guía de referencia rápida de primeros auxilios Heartsaver*			

*Los elementos deben cumplir el estándar ANSI Z308.1-2009, salvo los marcados con un asterisco.

Pregunta	Notas

1. Al prestar primeros auxilios, debe
 	
  a. llevar equipo de protección individual (EPI).
 	
  b. llevar el EPI solo si atiende a un desconocido.
 	
  c. despreocuparse por el EPI, solo importa lavarse las manos.
 	
  d. usar guantes para protegerse las manos.	

2. Cuando llame para pedir ayuda, debe permanecer al habla con el operador telefónico de emergencias hasta que
 	
  a. llegue alguien más capacitado.
 	
  b. el operador telefónico de emergencias le diga que puede colgar.	

3. Tras prestar primeros auxilios
 	
  a. puede contar a todos lo que ha pasado.
 	
  b. no puede hablar del tema con los colaboradores; no revele aspectos privados.
 	
  c. puede comentarle el incidente al encargado del registro de actuaciones.
 	
  d. puede comentar el incidente solo con sus compañeros de trabajo.	

(continuación)

(continuación)

Pregunta	Notas

4. Debe lavarse las manos durante al menos
 	
   a. 10 segundos.
 	
   b. 15 segundos.
 	
   c. 20 segundos.
 	
   d. 3 minutos.	

5. ¿En cuál de las siguientes opciones deberá fijarse cuando evalúa la escena? (rodee con un círculo todo lo que se aplique)
 	
   a. peligros para usted y el resto de personas.
 	
   b. cuántas personas están enfermas o lesionadas.
 	
   c. dónde está el lugar.
 	
   d. dónde está el teléfono más cercano.	

6. Deberá reponer los materiales que use del kit de primeros auxilios. Verdadero Falso	

Respuestas: **1.** a, **2.** b, **3.** b, **4.** c, **5.** Todas, **6.** Verdadero

Apartado 2: Emergencias médicas

Puntos de aprendizaje	Aprenderá a prestar primeros auxilios para emergencias médicas.

Definiciones y acciones clave	Durante las emergencias médicas es probable que alguien necesite RCP. Compruebe si la persona necesita RCP. Si es así, realice la RCP. Si no sabe cómo hacerlo, realice la RCP usando solo las manos.

Temas tratados	▪ Problemas respiratorios
	▪ Adulto atragantado
	▪ Reacciones alérgicas
	▪ Ataque cardíaco
	▪ Desvanecimiento
	▪ Diabetes e hipoglucemia
	▪ Accidente cerebrovascular
	▪ Convulsiones
	▪ Descarga eléctrica

1. Problemas respiratorios

Puntos de aprendizaje	En esta sección, estudiaremos:
	▪ Problemas respiratorios generales
	▪ Montaje y uso de un inhalador
	▪ Cómo ayudar a alguien con problemas respiratorios

Problemas respiratorios generales

Definiciones y acciones clave	Una persona podría sufrir una obstrucción leve o grave de la vía aérea. Los problemas respiratorios también son comunes en las personas con un ataque cardíaco, un accidente cerebrovascular o determinadas lesiones.

Signos

Puede distinguir si alguien tiene problemas respiratorios si esa persona

- respira muy rápido o muy despacio
- tiene problemas con cada respiración
- respira de forma ruidosa, oye un sonido o silbido cuando inhala o espira
- solo es capaz de emitir sonidos o articular unas pocas palabras entre respiración y respiración

Muchas personas con situaciones clínicas como el asma son conscientes de sus problemas y llevan un medicamento en inhalador con el que mejoran a los minutos de haberlo usado. A veces, sufren crisis respiratorias tan fuertes que apenas pueden alcanzar y usar inhaladores, y es entonces cuando hay que ayudarles.

Montaje y uso de un inhalador

Definiciones y acciones clave

Los inhaladores se componen de 2 partes: la cámara del medicamento y la boquilla. Cuando una persona no puede respirar bien, se puede colocar un espaciador para que le resulte más fácil inhalar el medicamento.

Alguien con problemas respiratorios podría entrar en pánico. Por esta razón, debe estar preparado para montar el inhalador y ayudar a usarlo.

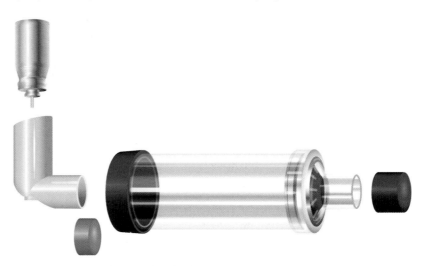

Figura 10. Las partes de un inhalador: cámara del medicamento, boquilla y espaciador.

Acciones

Siga estos pasos para montar y usar un inhalador:

Paso	Acción
1	Agite el medicamento.
2	Ponga el medicamento en la boquilla.
3	Quite la tapa de la boquilla.

(continuación)

(continuación)

Paso	Acción
4	Coloque un espaciador si se dispone de alguno y sabe cómo hacerlo.
5	Incline ligeramente la cabeza de la persona hacia atrás y dígale que espire lentamente.
6	Coloque el inhalador o el espaciador en la boca de la persona.
7	Pulse en la cámara del medicamento. Indíquele que inspire profunda y lentamente conforme pulsa la cámara.
8	Indíquele que aguante la respiración durante 10 segundos, y después que espire lentamente.

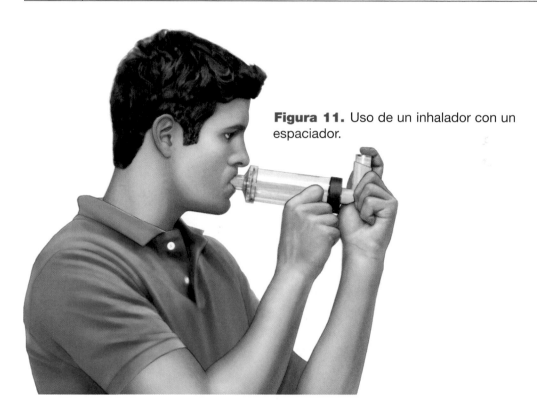

Figura 11. Uso de un inhalador con un espaciador.

Cómo ayudar a alguien con problemas respiratorios

Acciones

Siga estos pasos si alguien sufre problemas respiratorios:

Paso	Acción
1	Compruebe que la escena es segura.
2	Pregunte a la persona si tiene algún medicamento. Si necesita tomarlo pero está demasiado débil para hacerlo por sí sola, ayúdele.
3	Pregúntele si el medicamento que le va a administrar es el correcto.
4	Ensamble el inhalador y úselo.

(continuación)

(continuación)

Paso	Acción
5	Llame al número local de emergencias si la víctima • no tiene medicamentos para tratarse • no mejora tras administrarle el medicamento • respira peor, balbucea o deja de responder
6	Permanezca con la víctima hasta que llegue alguien más capacitado y asuma el control.
7	Compruebe si la persona necesita RCP. Si es así, realice la RCP. Si no sabe cómo hacerlo, realice la RCP usando solo las manos.

2. Adulto atragantado

Puntos de aprendizaje

En esta sección, estudiaremos:

■ Atragantamiento leve y grave

■ Cómo ayudar a un adulto atragantado

■ Cómo ayudar a un adulto atragantado inconsciente

Definiciones y acciones clave

Un problema de obstrucción se produce por algún alimento u otro objeto que queda atrapado en la vía aérea en la garganta. El objeto evita que el aire pase a los pulmones.

Algunas obstrucciones son más leves que otras. Si es grave, actúe rápido. Extraiga el objeto para que la persona pueda respirar.

Atragantamiento leve y grave

Guíese por la siguiente tabla para identificar si una persona sufre una obstrucción leve o grave y qué debe hacer:

Si alguien	La obstrucción de la vía aérea es	Por lo que debe
• Puede emitir sonidos • Tose ruidosamente	Leve	• Permanecer junto a la persona y hacer que tosa • Si le preocupa cómo respira, llame al número local de emergencias

(continuación)

Si alguien	La obstrucción de la vía aérea es	Por lo que debe
• No puede respirar, o • Tiene tos silenciosa, o • No puede hablar ni emitir sonidos, o • Realiza el signo de obstrucción	Grave	• Actuar rápidamente • Seguir los pasos para auxiliar a un adulto atragantado

NOTA:
signo de obstrucción

Si alguien no puede respirar por una obstrucción, podría indicárselo con el signo de obstrucción (se agarra el cuello con una o ambas manos).

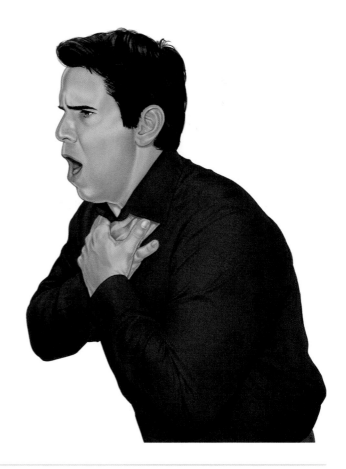

Figura 12. El signo de obstrucción: agarrarse el cuello con una o ambas manos.

Cómo ayudar a un adulto atragantado

Definiciones y acciones clave

Ante una obstrucción grave, hay que comprimir ligeramente por encima del ombligo. Estas compresiones abdominales se conocen como la maniobra de Heimlich. Con cada compresión, se empuja aire desde los pulmones como una tos. De esta forma, el objeto que obstruye la vía aérea puede salir expulsado.

**Acción:
Ayudar a un adulto
atragantado**

Siga estos pasos para auxiliar a un adulto atragantado:

Paso	Acción
1	Si alguien parece estar ahogándose, pregunte "¿Se está ahogando?". Si asiente con la cabeza, indíquele que le va a ayudar.
2	**Colóquese detrás**. Rodéele desde atrás con los brazos, de tal forma que las manos queden delante.
3	**Cierre una** mano en puño.
4	Coloque el puño (por la parte del pulgar) ligeramente por encima del ombligo y bastante por debajo del esternón.
5	**Sujete el puño con la otra mano** y comprima rápido y hacia arriba en el abdomen.
6	**Siga con las compresiones** hasta que el objeto salga y la víctima pueda respirar, toser o hablar, o hasta que deje de responder.

Figura 13. Ayuda a
alguien con obstrucción.

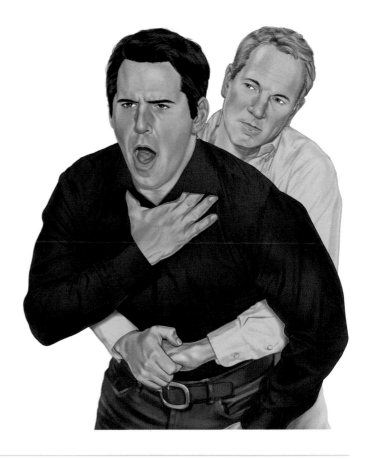

**Acción:
Ayudar a una
persona de
constitución
grande o a una
embarazada con
obstrucción**

Si la obstrucción se produce en una embarazada en avanzado estado de gestación o una persona de constitución muy grande a las que no puede rodearle por completo la cintura con sus brazos, pruebe a comprimir en el tórax en lugar del abdomen.

Siga los mismos pasos, pero coloque los brazos y las manos en un lugar diferente. Rodee por las axilas y coloque las manos sobre la mitad inferior del esternón. Tire hacia atrás cuando realice las compresiones torácicas.

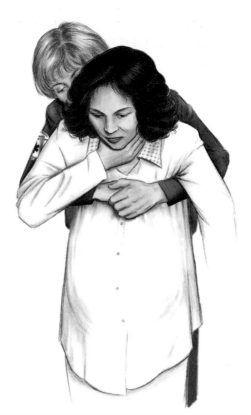

Figura 14. Compresiones torácicas en una embarazada o persona de constitución grande.

NOTA

Si una persona ha recibido compresiones, deberá comentárselo a un profesional de la salud.

Cómo ayudar a un adulto atragantado inconsciente

Definiciones y acciones clave

Si con las compresiones no logra que salga el objeto que obstruye la vía aérea, esa persona dejará de responder.

Si la persona deja de responder, siga estos pasos:

Acción

Paso	Acción
1	Compruebe si necesita RCP. Realícela si es necesario.
2	Tras cada serie de 30 compresiones, abra la vía aérea. Si ve un objeto en la boca, extráigalo.
3	Continúe con la RCP hasta que la víctima hable, se mueva o respire, o hasta que llegue ayuda especializada y asuma el control.

3. Reacciones alérgicas

Puntos de aprendizaje

En esta sección, estudiaremos:

- Uso de autoinyectores de adrenalina (*habilidad que se evaluará)
- Reacciones alérgicas leves y graves

Definiciones y acciones clave

Muchas reacciones alérgicas son leves; sin embargo, algunas de las que en principio no parecen importantes pueden desencadenar situaciones graves en cuestión de minutos.

Hay numerosos tipos de alergias, como

- Alimentos: huevos, nueces o chocolate
- Picaduras o mordeduras de insectos, especialmente avispas o abejas

NOTA

Algunos estados y empresas permiten a los rescatadores de primeros auxilios ayudar en la aplicación de inyectores precargados de adrenalina de uso personal. Las personas que llevan este tipo de inyectores suelen saber cómo y cuándo usarlos.

Podrá ayudar a aplicar el inyector si las normativas de su estado y su empresa se lo autorizan.

*Uso de autoinyectores de adrenalina (*habilidad que se evaluará)*

Definiciones y acciones clave

Un inyector precargado de adrenalina ayuda a que alguien con una reacción alérgica grave respire más fácilmente. Contiene una pequeña cantidad de medicamento que se puede inyectar a través de la ropa. Suelen pasar unos minutos hasta que el medicamento empieza a hacer efecto.

La inyección de adrenalina se aplica en el lado del muslo.

Acciones para un inyector precargado de adrenalina

Paso	Acción
1	Busque el inyector automático de adrenalina prescrito.
2	Quite el tapón de seguridad. Siga las instrucciones del inyector.
3	Agarre el inyector precargado de adrenalina dentro del puño. No toque ninguno de los extremos para que la aguja no se salga.
4	Pinche con fuerza en el muslo con la aguja, a media altura entre la rodilla y la cadera. Pinche a través de la ropa o sobre la piel desnuda.
5	Deje el inyector aplicado durante al menos 10 segundos.
6	Quite la aguja tirando hacia arriba del inyector.

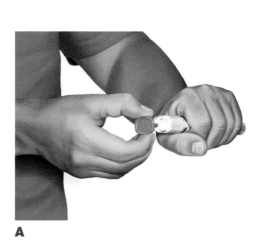
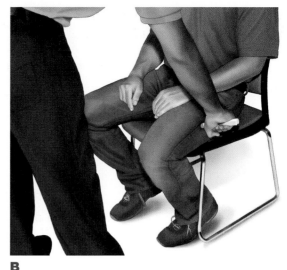

A B

Figura 15. Uso de un inyector precargado de adrenalina. **A** Quite el tapón de seguridad. **B** Un reanimador utiliza el inyector.

Reacciones alérgicas leves y graves

Definiciones y acciones clave

Muchas reacciones alérgicas son leves; sin embargo, algunas de las que en principio no parecen importantes pueden desencadenar situaciones graves en cuestión de minutos.

Signos

La siguiente tabla muestra signos de reacciones alérgicas leves y graves:

Reacción alérgica leve	Reacción alérgica grave
• Tos persistente, estornudos y picor de ojos • Picores en la piel • Erupciones y descamaciones en la piel	• Problema de respiración • Rostro y lengua hinchados • Signos de shock

Acciones para actuar ante reacciones alérgicas graves

Una reacción alérgica grave puede poner en riesgo la vida. Siga estos pasos si hay signos que alerten de una reacción alérgica grave:

Paso	Acción
1	Compruebe que la escena es segura.
2	Pida a alguien que llame al número local de emergencias y busque el kit de primeros auxilios, o bien encárguese personalmente.
3	Si la víctima responde y tiene un inyector automático de adrenalina, ayúdele a conseguirlo. Pídale que se lo aplique.

(continuación)

27

(continuación)

Paso	Acción
4	Si no puede aplicárselo por sí sola y usted puede hacerlo, apĺiquele el inyector automático de adrenalina.
5	Frote el punto de inyección durante unos 10 segundos.
6	Tras usar el inyector automático de adrenalina, deséchelo correctamente.
7	Anote la hora de la inyección.
8	Compruebe si la persona necesita RCP. Si es así, realice la RCP. Si no sabe cómo hacerlo, realice la RCP usando solo las manos.

NOTA

Si es posible, conserve una muestra del agente que provocó la reacción.

Importante

Es importante desechar correctamente las agujas para que nadie se pinche. Siga las directrices de eliminación de objetos cortantes de su empresa. Si no sabe qué hacer, dé la aguja a alguien que conozca mejor los procedimientos.

4. Ataque cardíaco

Puntos de aprendizaje

En esta sección, repasaremos cómo reconocer un ataque cardíaco y prestar primeros auxilios en estas situaciones.

Definiciones y acciones clave

La enfermedad cardiovascular es la principal causa de muerte en los Estados Unidos.

Los primeros minutos de un ataque cardíaco son decisivos, ya que es en esos momentos cuando la persona puede empeorar y morir. Además, muchos de los tratamientos para un ataque cardíaco serán más efectivos si se administran rápidamente.

Signos de un ataque cardíaco

Entre los signos de un ataque cardíaco se incluyen

Molestia torácica: la mayoría de los ataques cardíacos se manifiestan mediante molestias en el centro del tórax que pueden durar unos minutos o ser intermitentes. Pueden ser en forma de presión, opresión o dolor. Si alguien tiene molestias en el pecho, considere la posibilidad de un ataque cardíaco.

Molestias en otras partes del torso: entre los síntomas se encuentran dolor o molestias en uno o ambos brazos, la espalda, el cuello, la mandíbula o el abdomen.

Respiración entrecortada: esto puede ocurrir con o sin molestias torácicas.

Otros signos pueden ser sudor frío, náuseas o mareo.

Signos en mujeres, ancianos y diabéticos.

Las mujeres, los ancianos y los diabéticos son más propensos a presentar los signos menos comunes de un ataque cardíaco, como dolor en el pecho, acidez o indigestión. Pueden tener molestias en la espalda, mandíbula, cuello u hombro. También podrían acusar respiración entrecortada o tener náuseas o vómitos.

Importante

A muchas personas les cuesta admitir que sus molestias pueden deberse a un ataque cardíaco. A menudo excusan sus molestias con frases del tipo:

- "Yo tengo muy buena salud",
- "No voy a molestar al médico por nada",
- "No quiero asustar a mi mujer", o
- "¡Qué vergüenza si no es un ataque al corazón!".

Si sospecha que alguien está sufriendo un ataque cardíaco, actúe rápidamente. No lo dude, incluso si a esa persona le cuesta admitir que tiene molestias.

Acciones

Siga estos pasos si alguien tiene signos de un posible ataque cardíaco:

Paso	Acción
1	Asegúrese de que la persona permanece tranquila y calmada.
2	Llame o pida a alguien que llame al **número local de emergencias.**
3	Encargue a alguien que busque el kit de primeros auxilios y un DEA si hay alguno.
4	Si esa persona no es alérgica a la aspirina, no tiene hemorragias importantes ni indicios de accidente cerebrovascular, **administre una aspirina** (ya sean 2 aspirinas de dosis baja o 1 normal).
5	Compruebe si la persona necesita RCP. Si es así, realice la RCP. Si no sabe cómo hacerlo, realice la RCP usando solo las manos.

Importante

Es preferible que esa persona no acuda sola al hospital. Permanezca con la víctima hasta que llegue alguien más capacitado y asuma el control.

5. Desvanecimiento

Puntos de aprendizaje

En esta sección, explicaremos qué es el desvanecimiento y cómo brindar primeros auxilios en estos casos.

**Definiciones
y acciones clave**

El desvanecimiento es un intervalo de menos de un minuto durante el que una persona deja de responder para seguidamente recuperarse. Suele deberse a la falta de riego sanguíneo al cerebro. En los segundos previos al desvanecimiento, se produce sensación de mareo.

El desvanecimiento suele producirse cuando alguien

- Está sin moverse durante largo tiempo, particularmente si hace calor
- Tiene una cardiopatía
- Está agachado o doblado y se incorpora repentinamente
- Recibe malas noticias

Acciones

Siga estos pasos si alguien se marea pero aún responde:

Paso	Acción
1	Compruebe que la escena es segura.
2	Ayúdele a tenderse en el suelo.
3	Si no mejora o deja de responder, llame al **número local de emergencias**.

Si alguien se desvanece y después empieza a responder:

Paso	Acción
1	Dígale que continúe tumbado en el suelo hasta que se pueda sentar y se sienta bien.
2	Busque lesiones si ha llegado a caerse de golpe.
3	Llame al **número local de emergencias**.

6. Diabetes e hipoglucemia

**Puntos de
aprendizaje**

En esta sección, repasaremos cómo reconocer y prestar primeros auxilios si una persona con diabetes sufre hipoglucemia.

**Definiciones
y acciones clave**

La diabetes es una enfermedad que afecta a los niveles de azúcar en la sangre. Una cantidad de azúcar demasiado alta o baja causa problemas. En este curso, vamos a tratar la hipoglucemia, que puede ocasionar un cambio de comportamiento.

Algunos diabéticos reciben insulina, que administrada en exceso también puede provocar hipoglucemia.

La hipoglucemia puede ocurrir si alguien con diabetes

- no ha comido o está vomitando
- no ha comido suficiente para su nivel de actividad
- se ha inyectado demasiada insulina

Signos

La aparición de la hipoglucemia puede ser muy rápida y tener los siguientes signos

- Un cambio en el comportamiento, como aturdimiento o irritabilidad
- Somnolencia o incluso dejar de responder
- Hambre, sed o debilidad
- Sudor, piel pálida
- Convulsiones (consulte la sección sobre convulsiones)

Acciones

Siga estos pasos si alguien responde y muestra signos de hipoglucemia:

Paso	Acción
1	Si puede sentarse y tragar, dele de beber o comer algo que contenga azúcar.
2	Haga que se siente o se recueste.
3	Llame o pida a alguien que llame al número local de emergencias.

NOTA

La siguiente lista muestra qué se debe dar a una persona con diabetes que sufra hipoglucemia. Dele alimentos con azúcar, como

- Zumo de frutas
- Leche
- Azúcar
- Miel
- Refresco

Es importante comprobar el contenido en azúcar. Las bebidas y los alimentos dietéticos no contienen azúcar; el chocolate no tiene suficiente azúcar.

Importante

Si alguien con hipoglucemia no puede permanecer sentado ni tragar, no le dé nada de comer ni beber.

7. Accidente cerebrovascular

Puntos de aprendizaje

En esta sección, repasaremos cómo reconocer un accidente cerebrovascular y prestar primeros auxilios en estas situaciones.

Definiciones y acciones clave

Los accidentes cerebrovasculares se producen cuando la sangre deja de fluir a parte del cerebro, por ejemplo, por una hemorragia o un vaso sanguíneo obstruido. Los signos de un accidente cerebrovascular suelen presentarse de forma repentina.

Los tratamientos nuevos pueden reducir sus daños y mejorar la recuperación. Sin embargo, se deben administrar en las primeras horas, al presentarse los primeros signos. Por tanto, es importante reconocer rápidamente los signos del accidente cerebrovascular y buscar atención médica de inmediato.

Signos

Los signos de alarma de un accidente cerebrovascular son

- Repentino hormigueo o debilidad de los músculos del rostro, brazo o pierna, sobre todo localizados en uno de los lados del cuerpo.
- Dificultad repentina para hablar o comprender, aturdimiento
- Problemas repentinos de visión en uno o en ambos ojos
- Dificultad repentina para andar, mareos, pérdida de equilibrio o coordinación
- Cefalea grave repentina sin causa conocida

Acciones

Siga estos pasos si cree que alguien tiene un accidente cerebrovascular:

Paso	Acción
1	Compruebe que la escena es segura.
2	Pida a alguien que llame al número local de emergencias y busque el kit de primeros auxilios y un DEA, o bien encárguese personalmente.
3	Anote la hora en que se produjeron los signos del accidente cerebrovascular por primera vez.
4	Compruebe si la persona necesita RCP. Si es así, realice la RCP. Si no sabe cómo hacerlo, realice la RCP usando solo las manos.

8. Convulsiones

Puntos de aprendizaje

En esta sección, repasaremos cómo reconocer las convulsiones y prestar primeros auxilios para las convulsiones.

| **Definiciones y acciones clave** | Las convulsiones son actividades eléctricas anormales en el cerebro. La mayoría desaparecen a los pocos minutos. La epilepsia es una situación clínica que suele ocasionar convulsiones, pero también se pueden producir por otros motivos. Algunas convulsiones se producen cuando el corazón deja de latir de manera repentina. Las convulsiones también pueden estar ocasionadas por |

- Traumatismo craneoencefálico
- Hipoglucemia
- Lesiones térmicas
- Intoxicaciones

Cuando alguien sufre convulsiones, podría acabar mordiéndose la lengua. Espere a que se recupere antes de tratar cualquier lesión. Tras las convulsiones es normal sentirse aturdido o cansado.

Signos

Algunas convulsiones vienen acompañadas de

- Pérdida del control muscular
- Caídas
- Agarrotamiento de brazos, piernas u otras partes del cuerpo
- Pérdida de la capacidad de respuesta

Acciones

Durante una convulsión, deberá seguir estos pasos:

Paso	Acción
1	Compruebe que la escena es segura.
2	**Proteja a la persona** • Quitando muebles u otros objetos • Colocando una pequeña almohada o toalla bajo la cabeza de la persona, si es posible.
3	Llame o pida a alguien que llame al **teléfono de emergencias** de su empresa (o al número local de emergencias).

Tras una convulsión, siga estos pasos:

Paso	Acción
1	**Compruebe si la persona necesita RCP.** Si es así, realice la RCP. Si no sabe cómo hacerlo, realice la RCP usando solo las manos.
2	**Permanezca con la víctima** hasta que llegue alguien más capacitado y asuma el control.
3	Si está vomitando o tiene líquidos en la boca y no se sospecha de lesión de la cabeza, el cuello o la columna, **póngala de costado**.

| **Importante** | Hay muchos mitos sobre qué se debe hacer cuando alguien tiene convulsiones, y algunos solo provocan que la persona acabe lesionada. (Por ejemplo, poner una cuchara de madera en la boca puede bloquear la respiración). Siga esta tabla para auxiliar de la forma más segura. |

9. Shock

| **Puntos de aprendizaje** | En esta sección, repasaremos cómo reconocer un shock y prestar primeros auxilios en estas situaciones. |

| **Definiciones y acciones clave** | Un shock aparece cuando no hay suficiente flujo sanguíneo a las células del cuerpo. Alguien con un shock podría dejar de responder. En los adultos, el shock es más probable si alguien |

- Pierde mucha sangre, por alguna lesión visible o no
- Tiene un ataque cardíaco
- Tiene una reacción alérgica grave

| **Signos** | Una persona en shock puede |

- Sentirse débil, mareada o desvanecerse
- Sentir nauseas o sed
- Palidecer
- Mostrarse inquieta, agitada o aturdida
- Tener sudor frío

Acciones

Paso	Acción
1	Compruebe que la escena es segura.
2	Pida a alguien que llame al número local de emergencias y busque el kit de primeros auxilios y un DEA, o bien encárguese de hacerlo personalmente.
3	Ayude a la persona a **tenderse de espaldas.**
4	**Cubra a la persona en shock** para mantenerla caliente.
5	**Compruebe si la persona necesita RCP.** Si es así, realice la RCP. Si no sabe cómo hacerlo, realice la RCP usando solo las manos.

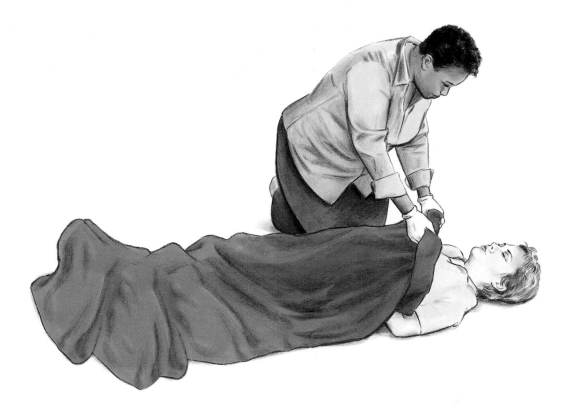

Figura 16. Cubra a una persona en shock.

Preguntas de repaso: emergencias médicas

Pregunta	Notas
1. Al realizar las compresiones abdominales en adulto atragantado, debe a. Colocar las manos junto a la garganta b. Colocar las manos junto al abdomen inferior, en la parte izquierda c. Colocar el puño en perpendicular por el lado del pulgar entre el ombligo y bastante por debajo del esternón.	

(continuación)

(continuación)

Pregunta	Notas
2. Entre los signos de reacción alérgica grave se incluyen la dificultad respiratoria, hinchazón en rostro y lengua y pérdida de la capacidad de respuesta. Verdadero Falso	
3. Alguien con _____ suele estar consciente y puede hablar, pero tiene molestias, como dolor o presión en el pecho. a. accidente cerebrovascular b. convulsiones c. ataque cardíaco	
4. Los signos de alarma de _____ incluyen hormigueo repentino o debilidad de los músculos del rostro, brazos o piernas, sobre todo localizados en uno de los lados del cuerpo. a. desvanecimiento b. accidente cerebrovascular c. ataque cardíaco d. convulsiones	
5. Si alguien con hipoglucemia responde y puede sentarse y tragar, le daremos de beber o comer algo dulce. Verdadero Falso	

Respuestas: 1. c, 2. Verdadero, 3. c, 4. b, 5. Verdadero

Puntos de aprendizaje

Aprenderá a prestar primeros auxilios para emergencias por lesiones.

Definiciones y acciones clave

En una emergencia por lesiones, es probable que alguien necesite RCP. Compruebe si la persona necesita RCP. Si es así, realice la RCP. Si no sabe cómo hacerlo, realice la RCP usando solo las manos.

Temas tratados

- Hemorragia externa
- Heridas
- Hemorragia interna
- Lesión de la cabeza, el cuello y la columna
- Fracturas óseas y esguinces
- Lesiones por electricidad y quemaduras

1. Hemorragia externa

Puntos de aprendizaje

En esta sección, estudiaremos:

- Cómo detener la hemorragia (*habilidad que se evaluará)
- Vendaje (*habilidad que se evaluará)
- Uso de torniquetes

*Cómo detener la hemorragia (*habilidad que se evaluará)*

Definiciones y acciones clave

Las hemorragias suelen parecer más alarmantes de lo que en realidad son. Cuando un vaso sanguíneo se corta, se puede perder abundante sangre en cuestión de minutos. Sin embargo, la mayoría de las hemorragias se pueden detener aplicando presión. Si la persona lesionada es capaz de ayudar, pídale que se apriete la herida mientras usted se pone el equipo de protección individual (EPI).

Un apósito es un material que tapa la herida, utilizado para detener una hemorragia. Ayuda a prevenir las infecciones. Una gasa, un trozo de tela limpia o incluso un guante pueden servir como apósito.

Llame o pida a alguien que llame al número local de emergencias si

- La hemorragia es grande
- No puede detener la hemorragia
- Ve signos de shock
- Sospecha de una lesión de la cabeza, el cuello y la columna
- No está seguro de qué hacer

Acciones para actuar ante hemorragias externas

Realice los siguientes pasos para detener una hemorragia externa:

Paso	Acción
1	Compruebe que la escena es segura. Consiga el kit de primeros auxilios. Póngase el EPI.
2	Coloque un apósito sobre la herida. Apriete **directamente sobre los apósitos** con la parte plana de los dedos o la palma de la mano.
3	Si la hemorragia no se detiene, **ponga más apósitos** y **presione más fuerte**.
4	Siga **apretando** la herida **hasta que se detenga la hemorragia**.
5	Si no es posible seguir apretando la herida, ponga un vendaje sobre los apósitos.

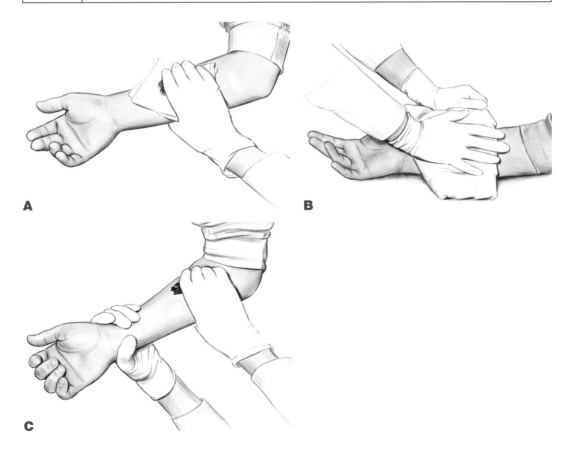

A

B

C

Figura 17. Puede realizar el apósito con gasas (**A**) o un trozo de tela limpia (**B**). Si no tiene ningún apósito, apriete con la mano protegida por el guante (**C**).

NOTA:
Varios apósitos y
cremas antibióticas

Las heridas pequeñas se curan mejor y se infectan menos si se aplica una pomada o crema antibiótica. Aplique la crema o pomada antibiótica y a continuación un apósito limpio, pero solo si la herida es un raspón pequeño o un corte superficial y no hay alergia conocida a los antibióticos.

Importante:
rasguños y cortes
de poca gravedad

Si el corte o el rasguño son leves, lave la zona con abundante agua limpia para limpiar la herida antes de aplicar el apósito. En los raspones y cortes de poca gravedad no hay que aplicar tanta presión para detener la hemorragia como en los cortes y raspones más profundos.

Vendaje (*habilidad que se evaluará)

Definiciones
y acciones clave

Un vendaje es un material usado para proteger o cubrir una parte del cuerpo lesionada. El vendaje también sirve para aplicar presión en la herida.

Acción

Paso	Acción
1	Compruebe que la escena es segura. Consiga el kit de primeros auxilios y póngase el EPI.
2	Con gasas/apósitos disponibles, presione directamente para detener la hemorragia.
3	Cubra los apósitos con el vendaje.

Figura 18. Coloque un vendaje sobre el apósito.

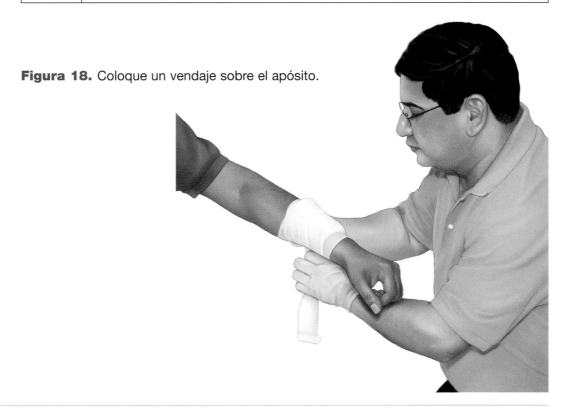

Definiciones y acciones clave

Si un brazo o una pierna tienen una hemorragia importante que no se puede detener apretando directamente sobre la herida, puede usar un torniquete.

Los mejores torniquetes se comercializan ya fabricados. Si no dispone de uno, puede fabricar un torniquete utilizando un trozo de ropa y un objeto similar a un palo con el que pueda realizar movimientos de torsión y que le ayude a apretar el torniquete.

Los torniquetes aplicados correctamente causan dolor al detener la hemorragia.

Acción: Uso de un torniquete ya fabricado

Realice los siguientes pasos para aplicar un torniquete ya fabricado:

Paso	Acción
1	Compruebe que la escena es segura. Llame a su número local de emergencias. Póngase el EPI.
2	Si es posible, coloque el torniquete 5 cm por encima de la lesión.
3	Apriete el torniquete hasta que la hemorragia se detenga.
4	Anote la hora en la que puso el torniquete.
5	Busque ayuda médica de inmediato.
6	Deje el torniquete colocado hasta que alguien más preparado asuma el control.

Importante

Cuando coloque el torniquete, déjelo hasta que alguien más preparado llegue y asuma el control.

Acción: Fabricar y usar un torniquete

Si necesita realizar un torniquete, siga los pasos que aparecen en esta tabla. A continuación, aplíquelo como si fuera uno ya fabricado.

Paso	Acción
1	Compruebe que la escena es segura. Póngase el EPI.
2	Doble un paño o vendaje a lo largo y dejando al menos 2,5 cm (1 pulgada) de ancho.
3	Si es posible, coloque el vendaje 5 cm por encima de la lesión.
4	Ate los extremos del vendaje alrededor de una vara (o algo similar).
5	Dé vueltas a la vara para apretar el torniquete.
6	Siga apretando hasta que la hemorragia se detenga.

(continuación)

(continuación)

Paso	Acción
7	Asegure la vara para que el torniquete quede apretado.
8	Anote la hora en la que se colocó el torniquete.
9	Busque ayuda médica de inmediato.

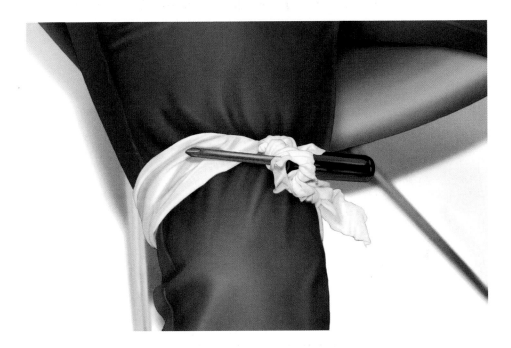

Figura 19. Un torniquete aplicado en una pierna.

NOTA

La mayoría de los kits de primeros auxilios tienen un vendaje triangular, que son idóneos para fabricar un torniquete.

Importante

Añada los apósitos sin quitar los que ya estén puestos.

2. Heridas

Puntos de aprendizaje

En esta sección, estudiaremos:

- Hemorragia nasal
- Hemorragia por la boca
- Lesiones dentales
- Lesiones oculares
- Objetos punzantes y penetrantes
- Amputación

Definiciones y acciones clave

Cuando se sangra por la nariz, a veces es difícil saber si la hemorragia es abundante porque la persona lesionada suele tragar parte de la sangre, lo que puede ocasionarle el vómito.

Acciones

Siga estos pasos cuando preste primeros auxilios en una persona que sangra por la nariz:

Paso	Acción
1	Compruebe que la escena es segura. Consiga el kit de primeros auxilios. Póngase el EPI.
2	**Presione ambos lados de las fosas nasales** mientras la **persona** se sienta e **inclina hacia delante.**
3	Continúe **presionando** durante unos minutos hasta que la hemorragia se detenga.
4	Si la hemorragia continúa, presione más fuerte.
5	Llame al número local de emergencias si • La hemorragia no se detiene a los 15 minutos • La hemorragia es abundante, la sangre no para de manar • Se presentan problemas de respiración

Importante

A veces, se tiene información errónea sobre cómo detener una hemorragia nasal. La forma correcta de ayudar a alguien con este problema es seguir los pasos descritos en la tabla.

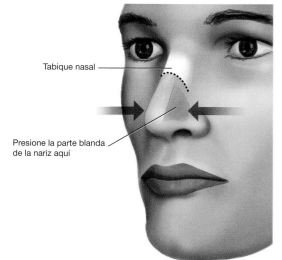

Tabique nasal

Presione la parte blanda de la nariz aquí

Figura 20. Apretar en ambos lados de las fosas nasales.

Definiciones y acciones clave

Normalmente las hemorragias por la boca se detienen presionando en la zona.

Estas hemorragias pueden ser graves si hay sangre o dientes rotos que obstruyan la vía aérea y ocasionen problemas respiratorios, o si no se puede llegar al lugar de sangrado.

Acciones

Siga estos pasos para prestar primeros auxilios en una persona que sangra por la boca:

Paso	Acción
1	Compruebe que la escena es segura. Consiga el kit de primeros auxilios. Póngase el EPI.
2	Si es posible llegar a la zona **que sangra, apriete con apósitos.**
3	Llame o pida a alguien que llame al número local de emergencias si • no se puede detener la hemorragia • Se presentan problemas de respiración

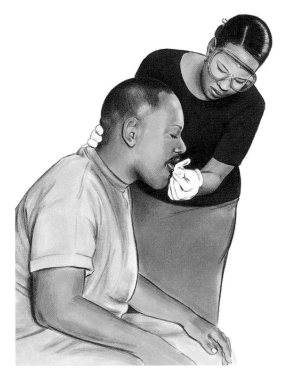

Figura 21. Si la sangre procede de la lengua, el labio o la mejilla, apriete en el lugar de sangrado con un paño limpio o gasa estéril.

Definiciones y acciones clave

Las lesiones en la boca pueden ir acompañadas de dientes rotos, que se mueven o caídos, que pueden llegar a causar una obstrucción.

Acciones para actuar ante lesiones dentales

Siga estos pasos cuando auxilie a una persona con una lesión dental:

Paso	Acción
1	Compruebe que la escena es segura. Consiga el kit de primeros auxilios. Póngase el EPI.
2	Compruebe si hay dientes rotos o que se mueven.
3	Limpie la herida con solución salina o agua limpia.
4	Si hay algún diente flojo, hágale morder un trozo de gasa para evitar que se caiga y llame a un dentista.
5	Si el diente está roto, limpie con cuidado la zona lesionada y llame a un dentista.
6	Aplique presión con una gasa para detener la hemorragia por el hueco del alveolo dental.
7	Si el diente se ha salido, póngalo en una taza de leche o agua limpia, y lleve de inmediato a la persona lesionada, con el diente, a un dentista o servicio de urgencias hospitalario.
8	Indíquele que hable con un dentista si el diente cambia de color tras una lesión.

Importante

Sujete el diente por la corona, no la raíz (la parte que estaba en las encías). Hay ligamentos en el diente que ayudan a volver a implantarlo.

Mantenga el diente fuera de la boca.

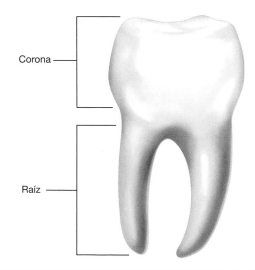

Figura 22. Sujete el diente por la corona.

Corona

Raíz

Definiciones y acciones clave	Las lesiones oculares se pueden producir

- Con un golpe directo en el ojo o en un lado de la cabeza
- Si un balón u otro objeto golpea directamente el ojo
- Un objeto a alta velocidad, como un balín, que acierta en el ojo
- Si una vara u otro objeto afilado araña el ojo
- Si un objeto pequeño, como restos de suciedad, entra en el ojo

Signos	Los signos de una lesión ocular incluyen

- Dolor
- Problemas de visión
- Moretones
- Hemorragia
- Rojez, hinchazón

Acciones

Siga estos pasos cuando alguien presente una lesión ocular:

Paso	Acción
1	Compruebe que la escena es segura. Consiga el kit de primeros auxilios. Póngase el EPI.
2	Llame o pida a alguien que llame al número local de emergencias si el golpe o la herida en el ojo son considerables. Dígale que mantenga los ojos cerrados.
3	Si hay arena o cualquier otro elemento que irrite el ojo, enjuáguelo con agua.
4	Si el elemento que causa la irritación no sale, o si el dolor es intenso, llame o pida a alguien que llame al número local de emergencias. Dígale que mantenga los ojos cerrados.

Objetos punzantes y penetrantes

Definiciones y acciones clave	Un objeto afilado, como un cuchillo o una vara, puede causar una herida si se clava en el cuerpo o corta la piel. No quite el objeto hasta que un profesional de la salud pueda tratar la lesión.

| **Acciones** | Siga estos pasos cuando auxilie a alguien con un objeto punzante clavado o un corte: |

Paso	Acción
1	Compruebe que la escena es segura. Consiga el kit de primeros auxilios. Póngase el EPI.
2	Llame o pida a alguien que llame al **número local de emergencias.**
3	**Detenga cualquier hemorragia externa.**
4	Intente evitar que la persona lesionada se mueva.

Importante

No quite los objetos clavados.

Si la persona está lesionada y tiene un objeto afilado parcialmente introducido en el cuerpo (como un clavo o un cuchillo), no lo saque. Podría causarle más daño.

Amputación

Definiciones y acciones clave

Si una parte del cuerpo, como un dedo, la mano o el pie, está amputado, consérvelo porque los médicos podrían volver a implantarlo. Puede conservar una parte amputada a temperatura ambiente, pero estará en mejor estado para volver a implantarse si se conserva en frío.

Acciones

Siga estos pasos para proteger una parte amputada:

Paso	Acción
1	Enjuague la parte amputada con agua limpia.
2	Cubra o envuelva la parte amputada con un apósito limpio.
3	Si cabe, ponga la parte amputada en una bolsa de plástico y ciérrela.
4	Coloque la bolsa en otro contenedor con hielo o hielo y agua; etiquétela con el nombre de la persona lesionada, la fecha y la hora.
5	Asegúrese de enviarla al hospital con la persona lesionada.

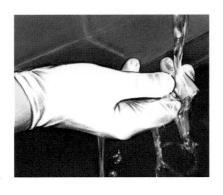 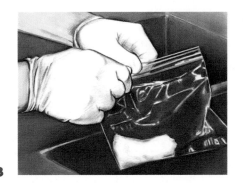 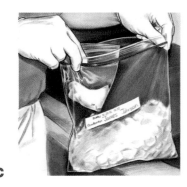

A   B   C

Figura 23. A Si encuentra la parte amputada, enjuáguelo con agua limpia. **B** Si cabe, ponga la parte amputada en una bolsa de plástico y ciérrela. **C** Coloque esa bolsa dentro otra bolsa etiquetada.

Importante

No ponga nunca la parte amputada directamente sobre hielo o en agua, ya que puede dañarlo.

Acciones para actuar ante una amputación

Siga estos pasos cuando preste primeros auxilios en una persona con una amputación:

Paso	Acción
1	Compruebe que la escena es segura. Consiga el kit de primeros auxilios y el DEA. Póngase el EPI.
2	Llame o pida a alguien que llame al número local de emergencias.
3	Apriete la zona lesionada para detener la hemorragia. **Tendrá que apretar firmemente durante bastante tiempo para detener la hemorragia.**
4	Si encuentra la **parte amputada, protéjala.**
5	Permanezca con la persona lesionada hasta que llegue alguien más capacitado y asuma el control.

---

3. Hemorragia interna

Puntos de aprendizaje

En esta sección, explicaremos cuándo se debe sospechar de una hemorragia interna y cómo prestar primeros auxilios en estas situaciones.

Definiciones y acciones clave

Una lesión interna podría ser leve o grave.

Un golpe en el tórax o el abdomen o una caída pueden ocasionar una hemorragia interna, que podría no manifestarse con signos físicos o bien solo con un hematoma.

Signos

Sospeche de una hemorragia interna en caso de

- Lesión por un accidente de coche, o tras una caída desde altura
- Lesión en el abdomen o el tórax (con hematomas por marcas del cinturón de seguridad)
- Lesiones deportivas como contraataques o golpes con un balón
- Dolor en el tórax o abdomen tras una lesión
- Respiración entrecortada tras una lesión
- Tos o vómitos con sangre tras una lesión
- Signos de shock sin hemorragia externa
- Herida por arma blanca o de fuego

Acciones

Siga estos pasos al prestar primeros auxilios en una persona con hemorragia interna:

Paso	Acción
1	Compruebe que la escena es segura. Consiga el kit de primeros auxilios y el DEA. Póngase el EPI.
2	Llame o pida a alguien que llame al número local de emergencias.
3	Recueste y calme a la víctima.
4	Busque signos de shock.
5	Compruebe si la persona necesita RCP. Si es así, realice la RCP. Si no sabe cómo hacerlo, realice la RCP usando solo las manos.

4. Lesión de la cabeza, el cuello y la columna

Puntos de aprendizaje

En esta sección, explicaremos cómo reconocer las lesiones de la cabeza, el cuello y la columna, y prestar primeros auxilios en estas situaciones.

Definiciones y acciones clave en el caso de traumatismos de la cabeza

Alguien podría tener un traumatismo de la cabeza si

- Se ha caído desde altura
- Ha recibido un golpe en la cabeza
- Ha sufrido una lesión al bucear
- Ha sufrido una lesión por una descarga eléctrica
- Se ha visto envuelto en un choque de coches
- Chocó mientras estaba montando una bicicleta o moto y no llevaba casco o éste está roto

Signos de traumatismo craneoencefálico

Si alguien está lesionado, considere un posible traumatismo de la cabeza si

- No responde o solo balbucea o se mueve
- Está somnoliento o confuso
- Vomita
- Se queja de cefalea
- No ve bien
- Tiene problemas para caminar o mover parte del cuerpo
- Tiene convulsiones

Definiciones y acciones clave en el caso de lesiones de la columna y el cuello

Los huesos de la columna protegen la médula espinal, encargada de transmitir mensajes entre el cerebro y el cuerpo.

Si la columna se daña, la médula espinal podría lesionarse. Los posibles efectos son imposibilidad para mover piernas o brazos y pérdida de sensibilidad en partes del cuerpo. Algunos hablan de "espalda rota".

Importante

Podría ocasionar más daños en la médula espinal si dobla, tuerce o gira el cuello o la cabeza de la víctima. Cuando auxilie a alguien con una posible lesión medular, no debe doblar, torcer ni girarle el cuello o la cabeza, a menos que resulte necesario para realizar la RCP o si tiene que ponerle a salvo.

Si la víctima vomita o tiene líquidos en la boca, póngase el EPI y colóquela de costado.

Signos de una lesión en el cuello o la columna

Es posible que alguien se haya roto las vértebras si una persona lesionada

- tiene 65 o más años
- ha chocado con su auto o bicicleta
- ha caído desde altura
- siente hormigueos o no tiene fuerza en las extremidades
- tiene dolor o molestia en cuello o espalda
- parece haberse intoxicado o está confuso
- tiene otras lesiones dolorosas, especialmente en el cuello y la cabeza

Acciones para actuar ante lesiones de la cabeza, el cuello o la columna

Siga estos pasos para auxiliar a personas con posible lesión de la cabeza, el cuello o la columna.

Paso	Acción
1	Compruebe que la escena es segura.
2	Pida a alguien que llame al número local de emergencias y busque el kit de primeros auxilios, o bien encárguese personalmente.
3	Evite mover la cabeza y el cuello en lo posible.

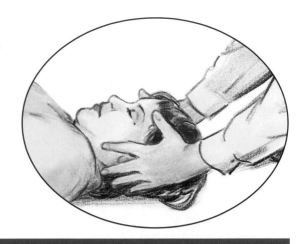

Figura 24. Sujete la cabeza y el cuello para evitar que se muevan.

5. Fracturas óseas y esguinces

Puntos de aprendizaje	En esta sección, explicaremos cómo reconocer las fracturas óseas y los esguinces, y prestar primeros auxilios en estas situaciones.
Definiciones y acciones clave	Los esguinces se producen cuando las articulaciones se mueven hacia donde no debieran. Sin una radiografía, puede resultar imposible confirmar si hay algún hueso roto. No obstante, debe actuar de igual forma incluso sin tener certezas de fractura ósea.
Signos	En caso de esguince, podría observarse hinchazón y la articulación puede estar ligeramente azulada.
Acciones	Siga estos pasos cuando auxilie a alguien con una posible fractura ósea o esguince:

Paso	Acción
1	Compruebe que la escena es segura. Consiga el kit de primeros auxilios. Póngase el EPI.
2	Cubra las heridas abiertas con un apósito limpio.
3	Ponga una **bolsa de plástico** con **hielo y agua en la zona lesionada**, con una toalla entre la bolsa de hielo y la piel por hasta 20 minutos.
4	Llame o pida a alguien que llame al número local de emergencias si • Hay una herida abierta de tamaño considerable • La torcedura es tan grave que el miembro lesionado se ha deformado • No está seguro de qué hacer
5	Si hay dolor en la parte del cuerpo lesionada, la persona debe evitar utilizarla hasta que un profesional de la salud la examine.

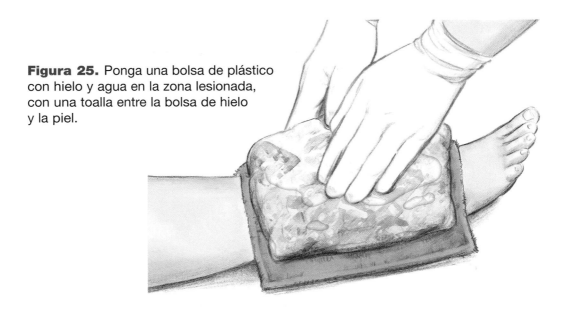

Figura 25. Ponga una bolsa de plástico con hielo y agua en la zona lesionada, con una toalla entre la bolsa de hielo y la piel.

NOTA	Puede aplicar una compresa fría, pero no estará tan fría ni será tan efectiva como el hielo y el agua.
	No recoloque ningún miembro doblado o deformado. No mueva un hueso roto que haya desgarrado la piel.

Entablillado (*habilidad que se podrá evaluar; práctica opcional)

Definiciones y acciones clave	Una férula mantiene inmovilizada una parte del cuerpo. Por lo general, los profesionales de la salud saben cómo aplicar férulas.
	En algunas situaciones, podría tener que entablillar un brazo o una pierna. Por ejemplo, está de excursión en el bosque, alguien se lesiona un brazo y hay que entablillarlo.
	Unas toallas o revistas enrolladas, y algunos trozos de madera pueden servir como férulas.

Acción: Preparar un entablillado	Para entablillar, siga las acciones de la tabla.

Paso	Acción
1	Compruebe que la escena es segura. Consiga el kit de primeros auxilios. Póngase el EPI.
2	Para hacer la férula, use algo (por ejemplo, una revista) que permita inmovilizar el brazo o la pierna.
3	Preferiblemente, coloque la férula abarcando la zona lesionada y las articulaciones que hay por encima y por debajo de la lesión.
4	Ate la férula al miembro lesionado para que sujete la zona. Use una cinta, apósitos o telas.
5	Asegúrese de que un profesional de la salud examine a la persona lesionada.

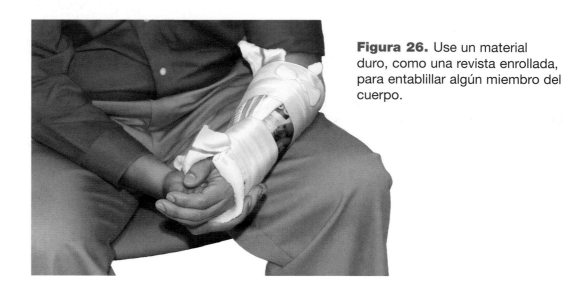

Figura 26. Use un material duro, como una revista enrollada, para entablillar algún miembro del cuerpo.

| NOTA | Debe dejar una separación suficiente para que quepan algunos dedos entre la férula y el miembro lesionado. No apriete la férula en exceso. Podría ocasionar más dolor. Si utiliza algún material rígido para la férula, ponga apósitos o telas dentro para que no resulte demasiado incómoda. |

| Importante | Si el miembro lesionado está sangrando, apriete directamente para cortar la hemorragia y ponga un apósito en la herida antes de entablillar. |

Acción: Entablillarse un brazo

Si no tiene nada que utilizar como férula, la persona puede utilizar su otro brazo para sujetar el brazo lesionado una vez colocado en posición. Siga estos pasos para entablillarse un brazo:

Paso	Acción
1	Compruebe que la escena es segura.
2	Pídale a la persona lesionada que se coloque una mano en el tórax y que se la sujete con el otro brazo.

| Importante | No recoloque los miembros doblados ni deformados cuando los entablille. Si un hueso roto ha desgarrado la piel, tape la herida con un apósito limpio y entablille. |

6. Quemaduras y lesiones por electricidad

Puntos de aprendizaje

En esta sección, estudiaremos cómo prestar primeros auxilios en quemaduras y lesiones producidas por la electricidad.

Definiciones y acciones clave en el caso de quemaduras

Las quemaduras son lesiones ocasionadas por el contacto con el calor, la electricidad o sustancias químicas. Las quemaduras por calor se producen por contacto con un fuego, una superficie o líquido caliente, o vapor.

Eche agua fría en las quemaduras. No utilice hielo, ya que puede dañar las zonas quemadas. Si alguien con una quemadura se enfría demasiado, puede sufrir hipotermia (temperatura corporal baja).

Acciones para actuar ante quemaduras pequeñas

Siga estos pasos para auxiliar a una persona con una quemadura pequeña:

Paso	Acción
1	Compruebe que la escena es segura. Consiga el kit de primeros auxilios. Póngase el EPI.
2	Si la zona quemada es pequeña, enfríela de inmediato, pero no aplique ni agua helada ni hielo. Eche agua fría en la quemadura hasta que deje de doler.
3	Puede cubrir la zona con un apósito limpio o estéril que no se pegue.

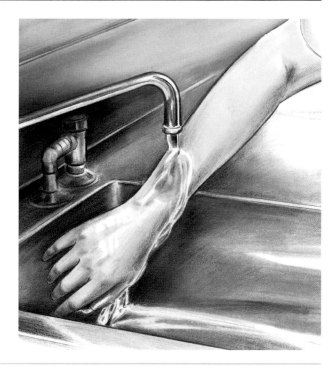

Figura 27. Si es posible, ponga la zona quemada bajo el grifo de agua fría.

Importante

Llame o encargue a alguien que llame al número local de emergencias si

- Hay un incendio
- La quemadura es grande
- No está seguro de qué hacer

Importante	Si alguien está prendido en llamas, apague el fuego: haga que se detenga, se tire al suelo y dé vueltas sobre sí mismo, y cúbrale con una manta húmeda para apagar el fuego. Cuando el fuego se haya apagado, retire la manta húmeda.

Acciones para actuar ante quemaduras grandes

Siga estos pasos para auxiliar a una persona con una quemadura grande:

Paso	Acción
1	Compruebe que la escena es segura. Consiga el kit de primeros auxilios. Llame al número local de emergencias.
2	Si la persona está prendida en llamas, apague el fuego.
3	Quite las joyas y prendas que no estén pegadas a la piel.
4	Tápele con una manta seca.
5	Busque signos de shock.

NOTA	Se debe tapar a la persona con una manta seca para mantenerla caliente; esto se debe a que, cuando la piel se ha quemado, ya no es posible controlar la temperatura corporal y la víctima suele enfriarse.

Lesiones por electricidad

Definiciones y acciones clave

La electricidad puede causar quemaduras en el cuerpo, tanto a nivel interno como externo. Puede incluso detener la respiración o causar un ritmo cardíaco anormal y mortal.

Signos

Una descarga eléctrica podría dejar solo marcas pequeñas en el cuerpo. que no son representativas del nivel de daños internos.

Acciones

Siga estos pasos para prestar primeros auxilios cuando hay una lesión por electricidad:

Paso	Acción
1	Compruebe que la escena es segura. Consiga el kit de primeros auxilios y el DEA. Póngase el EPI.
2	Llame o encargue a alguien que llame al número local de emergencias.
3	Si es seguro tocar a la persona lesionada, compruebe si necesita RCP. Si es así, realice la RCP. Si no sabe cómo hacerlo, realice la RCP usando solo las manos.
4	Todas las personas que sufren alguna lesión por la electricidad deben someterse al examen de un profesional de la salud.

NOTA:
Tocar a alguien que ha sufrido una lesión por electricidad

Aléjese de la persona lesionada si está en contacto con una fuente eléctrica activa. La electricidad puede conducirse desde la fuente eléctrica a través del cuerpo de la persona lesionada y llegar a usted. Apague el interruptor principal solo si sabe cómo hacerlo y no implica ningún riesgo. Con la tensión cortada, podrá tocar a la persona lesionada.

Alta tensión

Si la lesión por electricidad está causada por alta tensión, como una línea eléctrica caída, todo aquello que esté en contacto con la línea (incluso una vara de madera) pasa a ser cuerpo conductor de la electricidad. Espere hasta que se haya cortado la tensión para acceder a la zona y prestar auxilio.

Importante

Muchas personas han oído hablar de pomadas para las quemaduras. Lo único que debe colocar sobre una herida es agua fría y apósitos limpios hasta que un profesional de la salud le indique lo contrario.

Preguntas de repaso: emergencias por lesiones

Pregunta	Notas
1. Para detener las hemorragias externas, aplique firmemente un apósito o vendaje sobre el lugar de sangrado. Verdadero Falso	
2. *Marque la respuesta correcta con una X.* Alguien con hemorragia nasal se debe inclinar _____ Adelante. _____ Hacia atrás.	
3. *Marque la respuesta correcta con una X.* Si alguien tiene clavado una vara larga o un cuchillo, deberá _____ quitarlo de inmediato. _____ dejarlo y buscar ayuda.	

(continuación)

(continuación)

Pregunta	Notas
4. Si alguien se cae y presenta somnolencia, aturdimiento, vómitos o cefalea, es posible que sufra una lesión en la cabeza. Verdadero Falso	
5. Si alguien se tuerce el tobillo, aplique de inmediato una compresa caliente o almohadilla eléctrica sobre la zona durante 20 minutos para reducir la hinchazón. Verdadero Falso	
6. Para tratar una quemadura pequeña en el brazo, enfríe la zona con a. agua tibia. b. hielo aplicado directamente en la piel. c. agua fría pero no helada.	

Respuestas: **1.** Verdadero, **2.** Adelante, **3.** Dejarlo, **4.** Verdadero, **5.** Falso, **6.** c

Apartado 4: Emergencias medioambientales

| **Puntos de aprendizaje** | Aprenderá a prestar primeros auxilios para emergencias medioambientales. |

| **Definiciones y acciones clave** | Durante las emergencias medioambientales es probable que alguien necesite RCP. Si es así, realice la RCP. Si no sabe cómo hacerlo, realice la RCP usando solo las manos. |

Temas tratados

- Picaduras y mordeduras
- Emergencias térmicas por calor
- Emergencias térmicas por frío
- Emergencias por sustancias tóxicas

1. Picaduras y mordeduras

Puntos de aprendizaje

En esta sección, estudiaremos:

- Mordeduras de personas y animales
- Mordeduras de serpiente
- Picaduras y mordeduras de insectos, abejas y arañas
- Picaduras y mordeduras de arañas y escorpiones venenosos
- Garrapatas

Mordeduras de personas y animales

| **Definiciones y acciones clave** | Aunque la mayoría de las mordeduras son leves, algunas podrían rasgar la piel. Cuando esto pasa, la herida puede sangrar e infectarse por los gérmenes de la boca del causante de la mordedura. Si no se rasga la piel, las mordeduras no suelen ser graves.

No se acerque a animales que actúan de forma extraña. |

| **Acciones** | Siga estos pasos para auxiliar a alguien al que haya mordido un animal u otra persona: |

Paso	Acción
1	Compruebe que la escena es segura. Consiga el kit de primeros auxilios. Póngase el EPI.
2	En el caso de mordeduras de animal, llame o encargue a alguien que llame al número local de emergencias.
3	Limpie la herida **con abundante agua (y jabón si es posible).**
4	Detenga la hemorragia **presionando con apósitos.**
5	Si la mordedura ha rasgado la piel, llame a un profesional de la salud.
6	Si hay hematoma o hinchazón, coloque una bolsa de hielo y agua enrollada en una toalla sobre la mordedura durante unos 20 minutos.

Importante

- Estos animales podrían transmitir la rabia: gato, perro, mofeta, mapache, zorro, murciélago u otro animal salvaje.
- Si hay alguien en una habitación con un murciélago, llame a un profesional de la salud.

Mordeduras de serpiente

Definiciones y acciones clave

Ante una mordedura de serpiente, puede ser de ayuda identificar la especie. A veces, las marcas de la mordedura sirven para identificar el tipo de serpiente. Ante la duda, asuma siempre que es venenosa.

Signos de mordeduras de serpientes venenosas

- Dolor cada vez mayor en la zona de la mordedura
- Hinchazón localizada
- Náuseas, vómitos, sudores y debilidad

Acciones

Siga estas indicaciones para prestar primeros auxilios a una persona que ha sufrido una mordedura.

Paso	Acción
1	Compruebe que la escena es segura. Consiga el kit de primeros auxilios. Póngase el EPI.
2	Encargue a otro adulto que aleje al resto de personas de la zona y llame al número local de emergencias.
3	**Tranquilice** a la víctima de la mordedura. Dígale que no mueva la parte del cuerpo donde se le ha mordido.
4	Quítele las prendas ajustadas **y las joyas.**
5	Lave con cuidado **la zona con agua (y jabón, si es posible).**

Importante	Algunas personas han oído hablar de otros métodos para tratar una mordedura de serpiente, como chupar para sacar el veneno. Sin embargo, los pasos correctos son los que se incluyen en la tabla.

Serpientes y seguridad de la escena	■ Cuando confirme que la escena es segura, actúe con precaución si se encuentra una serpiente herida.
	■ Apártese y rodee a la serpiente.
	■ Si la serpiente acaba muerta o herida por accidente, no la toque. Podría morder incluso si está a punto de morir.
	■ Si es necesario mover la serpiente, use una pala con un mango largo. Si no hay que moverla, déjela.

Picaduras y mordeduras de insectos, abejas y arañas

Definiciones y acciones clave	Las picaduras y mordeduras de arañas e insectos solo suelen causar un pequeño dolor, picores e hinchazón localizada.
	Las mordeduras de algunos insectos pueden ser graves e incluso fatales si
	■ Se padece de una reacción alérgica grave a la mordedura o picadura
	■ Se inyecta veneno (por ejemplo, las arañas viuda negra o reclusa parda)

Acciones

Siga estos pasos para auxiliar a alguien con una picadura o mordedura:

Paso	Acción
1	Compruebe que la escena es segura. Consiga el kit de primeros auxilios. Póngase el EPI.
2	Llame o pida a alguien que llame al número local de emergencias y busque el kit de primeros auxilios si: • La víctima tiene signos de una reacción alérgica grave. • La víctima le dice que padece una reacción alérgica grave a las picaduras o mordeduras de insectos. Compruebe si la víctima tiene un inyector precargado de adrenalina.
3	En caso de picadura de **abeja**: • Busque el aguijón. Las abejas son los únicos insectos que podrían dejar sus aguijones clavados. • Quite el aguijón y el saco de veneno con un objeto con borde no afilado, por ejemplo, una tarjeta de crédito.

(continuación)

Paso	Acción
4	Lave **la zona de la picadura o mordedura con** abundante agua **(y jabón, si es posible).**
5	Enfríe la zona durante unos 20 minutos con una **bolsa de hielo y agua** enrollada en una toalla o paño.
6	Observe a la víctima durante al menos 30 minutos por si presenta algún signo de reacción alérgica.

Importante

Quite el aguijón con cuidado de no apretar, ayúdese de algo plano pero sin filo cortante. Si se aprieta y rompe el saco, se podría soltar más veneno.

Picaduras y mordeduras de arañas y escorpiones venenosos

Signos

Los siguientes son signos de picaduras y mordeduras de escorpiones y arañas venenosas. Algunos de los signos dependen del tipo de mordedura o picadura.

- Dolor agudo en el lugar de la picadura o mordedura
- Calambres musculares
- Cefalea
- Fiebre
- Vómitos
- Problemas respiratorios
- Convulsiones
- Ausencia de respuesta

Acciones

Siga estos pasos en caso de picadura o mordedura de escorpiones o arañas:

Paso	Acción
1	Compruebe que la escena es segura. Consiga el kit de primeros auxilios. Póngase el EPI.
2	**Llame** al número local de emergencias.
3	**Limpie** la mordedura con abundante **agua (y jabón s**i es posible).
4	Enfríe la zona de la mordedura con una **bolsa de hielo y agua** enrollada en una toalla o paño.
5	Compruebe si la persona necesita RCP. Si es así, realice la RCP. Si no sabe cómo hacerlo, realice la RCP usando solo las manos.

Definiciones y acciones clave

Las garrapatas se encuentran en los animales y en las zonas de bosque. Se pegan por fuera del cuerpo. Muchas garrapatas no son perjudiciales, pero otras transmiten enfermedades graves.

Si ve alguna, quítela de inmediato. Cuanto más tiempo esté la garrapata pegada al cuerpo de alguien, más posibilidades de contagiarse.

Acciones para actuar ante mordeduras de garrapatas

Paso	Acción
1	Compruebe que la escena es segura. Consiga el kit de primeros auxilios. Póngase el EPI.
2	**Con unas pinzas o un objeto al efecto,** agarre a la garrapata por la boca o cabeza **lo más cerca posible de la piel.**
3	**Saque la garrapata** tirando hacia arriba, sin doblarla ni apretarla. La garrapata se suelta si tira de ella hasta que la piel se estire y espera unos segundos.
4	**Lave l**a mordedura con agua (y jabón, si es posible).
5	Consulte a un profesional de la salud si está en una zona donde se producen enfermedades por garrapatas. Si es posible, ponga la garrapata en una bolsa de plástico y désela al profesional de la salud.

Importante

Algunas personas han oído hablar de otros métodos para quitar garrapatas. Sin embargo, la forma correcta de hacerlo es seguir las acciones de la tabla.

2. Emergencias térmicas (calor)

Puntos de aprendizaje

En esta sección, estudiaremos:

- Calambres por calor
- Agotamiento por calor
- Golpe de calor

Calambres por calor

Definiciones y acciones clave

La mayoría de emergencias térmicas por calor están relacionadas por una actividad física intensa.

Los calambres por calor son espasmos musculares dolorosos, con frecuencia en las pantorrillas, los brazos, los músculos del estómago y la espalda.

Signos	Signos de calambres por calor, incluyendo calambres, sudor y dolor de cabeza.

Acciones para actuar ante calambres por calor

Paso	Acción
1	Compruebe que la escena es segura. Consiga el kit de primeros auxilios. Póngase el EPI.
2	Haga que la persona con calambres descanse y se refresque.
3	Dele de beber algo con azúcar y electrolitos, como zumo o bebidas isotónicas, o agua si no hay otra cosa.

NOTA

Cuando los síntomas de los calambres hayan desaparecido, se podrá continuar con la actividad física. El estiramiento y la aplicación de hielo y de masajes en los músculos doloridos pueden resultar beneficiosos.

Si la persona lo tolera, puede aplicar una bolsa con agua y hielo envuelta con una toalla en el músculo dolorido durante un máximo de 20 minutos.

Importante

Un signo leve de problemas relacionados con el calor es una advertencia de que esa persona podría empeorar si no se hace nada. Los síntomas de las emergencias térmicas por calor suelen empeorar si no se tratan.

Agotamiento por calor

Definiciones y acciones clave

El agotamiento por calor es una situación grave que a menudo desencadena un golpe de calor. Suele producirse cuando se realiza actividad física con calor y se suda bastante.

Signos

Los signos de agotamiento por calor incluyen: sudor, náuseas, mareos, vómitos, calambres musculares, desvanecimiento y fatiga.

Acciones

Siga estos pasos en caso de agotamiento por calor:

Paso	Acción
1	Compruebe que la escena es segura. Consiga el kit de primeros auxilios. Póngase el EPI.
2	Llame o pida a alguien que llame al número local de emergencias.
3	Haga que la persona se tienda en un lugar fresco.
4	Quítele toda la ropa que sea posible.
5	Refresque a la persona rociándole agua fresca.

(continuación)

(continuación)

Paso	Acción
6	Si no tiene un spray con agua fresca, ponga paños húmedos en el cuello, las axilas y la zona de las ingles.
7	Dele de beber algo con azúcar y electrolitos, como zumo o bebidas isotónicas, o agua si no hay otra cosa.

Golpe de calor

Definiciones y acciones clave

El golpe de calor es una situación muy peligrosa. Es similar al agotamiento por calor, pero puede poner en riesgo la vida. Tiene que actuar rápidamente.

Signos

Los principales signos de un golpe de calor son aturdimiento, desmayos, mareos y convulsiones.

Otros signos de un golpe de calor incluyen: náuseas, mareos, vómitos, calambres musculares, desvanecimiento y fatiga.

Acciones para actuar ante un golpe de calor

Paso	Acción
1	Compruebe que la escena es segura. Consiga el kit de primeros auxilios y el DEA. Póngase el EPI.
2	Llame o pida a alguien que llame al **número local de emergencias.**
3	Si es posible, sumerja a la víctima en **agua fría hasta el cuello.**
4	Compruebe si la persona necesita RCP. Si es así, realice la RCP. Si no sabe cómo hacerlo, realice la RCP usando solo las manos.

Importante

- Empiece a enfriar a la víctima de inmediato. Cada minuto cuenta.
- Si no puede sumergirla en agua hasta el cuello, rocíele agua fresca con un spray.
- Deje de enfriarla cuando vuelva a responder de forma normal. Si continúa enfriándola más de lo necesario, podría bajarse la temperatura corporal (hipotermia).
- Refrésquela con agua solo por la piel.
- Si la víctima puede beber, dele alguna bebida, preferiblemente isotónica.
- Si la víctima no puede beber, espere a que llegue ayuda especializada y se encargue de la situación.

3. Emergencias térmicas (frío)

Puntos de aprendizaje

En esta sección, estudiaremos:

- Congelación
- Baja temperatura corporal (hipotermia)

Congelación

Definiciones y acciones clave

Una lesión por frío en una parte del cuerpo se conoce como "congelación". La congelación afecta a partes del cuerpo expuestas al frío, como dedos de las manos y pies, nariz y orejas. Suelen ocurrir por la exposición a climas fríos, pero pueden producirse en sitios cerrados si se trabaja sin guantes y se manipulan materiales fríos, como gases a presión.

Signos

- La piel de la zona congelada está de color blanco, céreo o amarillo grisáceo.
- La zona congelada está fría y entumecida.
- La zona congelada está dura, y la piel no se mueve cuando se le presiona.

Acciones en caso de congelación

Paso	Acción
1	Traslade a la víctima a un lugar cálido.
2	Pida a alguien que llame al número local de emergencias y busque el kit de primeros auxilios, o bien encárguese personalmente.
3	Quite las ropas ajustadas y las joyas de la zona congelada.
4	Quite las ropas mojadas y seque el cuerpo dando leves palmadas, sin frotar. Ponga ropas secas a la persona y tápela con una manta.
5	No intente descongelar la parte helada si cree que es posible que se vuelva a helar.

Importante

Si tiene que tocar la zona congelada, hágalo con cuidado. Si frota, podría dañarla.

Definiciones y acciones clave	La hipotermia se produce cuando la temperatura corporal desciende. Se trata de una situación grave que puede causar la muerte. Alguien puede sufrir hipotermia incluso si la temperatura no es bajo cero.
	Cuando temblamos, el cuerpo se protege produciendo calor. Cuando desaparecen los temblores, el cuerpo está realmente frío.

Signos

- La piel está fría al tacto.
- Temblores (los temblores desaparecen cuando la temperatura corporal es muy baja).
- La persona afectada puede estar confusa o somnolienta.
- La personalidad puede cambiar, o la persona puede comportarse despreocupada, sin dar importancia a su situación.
- Los músculos se entumecen y la piel se pone azul y muy fría.

Conforme la temperatura corporal continúa bajando

- La víctima deja de responder
- La frecuencia respiratoria disminuye
- Puede resultar difícil saber si hay respiración
- La víctima puede parecer muerta

Acciones

Paso	Acción
1	Ponga a la víctima a salvo del frío.
2	Quite las ropas mojadas y seque el cuerpo dando leves palmadas, sin frotar. Ponga ropas secas a la persona y tápela con una manta.
3	Llame o pida a alguien que llame al número local de emergencias y busque el kit de primeros auxilios y un DEA, si hay alguno disponible.
4	Tápela con cualquier cosa que tenga: ropas, toallas, periódicos, etc. Tape la cabeza, pero no el rostro.
5	Compruebe si la persona necesita RCP. Si es así, realice la RCP. Si no sabe cómo hacerlo, realice la RCP usando solo las manos.

NOTA: para elevar la temperatura corporal

Lleve a la persona con baja temperatura corporal cerca de una fuente de calor y ponga bolsas de agua tibia, no caliente, en contacto con la piel. Es importante que reciba atención médica de inmediato.

4. Emergencias por sustancias tóxicas

Puntos de aprendizaje	En esta sección, trataremos lo siguiente:

- Seguridad de la escena para emergencias por sustancias tóxicas
- Eliminación de las sustancias tóxicas
- Primeros auxilios para emergencias por sustancias tóxicas

Definiciones y acciones clave	Una sustancia tóxica es un agente que se traga, respira o entra en contacto con los ojos o la piel y causa una enfermedad o la muerte. Son muchos los productos que pueden causar intoxicaciones.

Esta sección no describe los tóxicos específicos, solo presenta los principios generales de primeros auxilios en una víctima de intoxicación. Siga las directrices de su lugar de trabajo sobre sustancias tóxicas.

El número de la American Association of Poison Control Centers (control de sustancias tóxicas) es el 1-800-222-1222.

Seguridad de la escena para emergencias por sustancias tóxicas

Definiciones y acciones clave	Si cree que alguien podría haber estado expuesto a un agente tóxico, antes de iniciar los primeros auxilios, compruebe que la escena es segura. Serán necesarios algunos pasos más que en otras situaciones de auxilio.

Acciones

Paso	Acción
1	Antes de acercarse, asegúrese de que la escena es segura.
2	Si la escena no parece segura, no se acerque. Diga a todo el mundo que se aleje.
3	Busque signos que alerten de sustancias tóxicas en las inmediaciones.
4	Busque contenedores derramados o con escape de productos.
5	Salga del lugar con la sustancia tóxica si ve más de una víctima por intoxicación.
6	Si se acerca al lugar, lleve el equipo de protección adecuado.

Eliminación de las sustancias tóxicas

Definiciones y acciones clave	Elimine la sustancia tóxica del cuerpo de la víctima de la forma más rápida y segura que pueda. Use agua abundante.

Acciones

Paso	Acción
1	Compruebe que la escena es segura. Consiga el kit de primeros auxilios. Póngase el EPI.
2	Ayúdele a **quitarse las ropas y joyas contaminadas**.
3	Ayúdele a llegar rápidamente a una **ducha de seguridad** o una estación de lavado de ojos si responde y puede moverse.
4	Con la mano protegida por el guante, **quite** las sustancias sólidas o polvo seco adheridos a la piel.
5	**Enjuague** las zonas contaminadas con abundante agua durante al menos 20 minutos o hasta que alguien más preparado llegue y asuma el control.

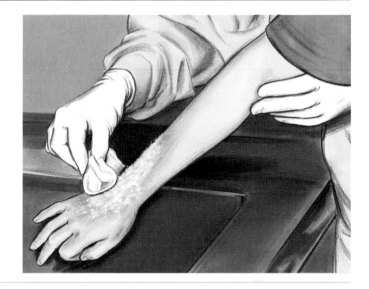

Figura 28. Quite las sustancias sólidas o polvo seco adheridos a la piel con la mano protegida por el guante.

Importante

Si solo se ha visto afectado un ojo, enjuáguese inclinando la cabeza hacia el lado del ojo afectado. Asegúrese de no enjuagarse hacia arriba, para que la sustancia tóxica no entre en el ojo sano.

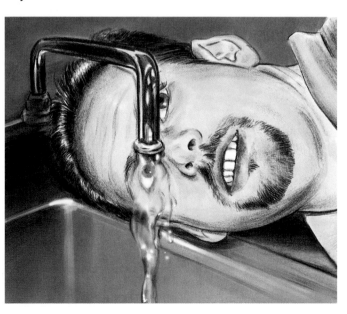

Figura 29. Ayúdele a lavarse los ojos y el rostro en un lavabo con agua del grifo. También puede utilizar un lugar de lavado de ojos.

Definiciones y acciones clave

Los centros de trabajo deben tener una hoja de información técnica de seguridad del material (MSDS) para cada tipo de químico tratado. Tiene que preocuparse de saber dónde está la MSDS, ya que en ella se describe el grado de toxicidad de las sustancias específicas.

Sin embargo, la MSDS no suele detallar muy exhaustivamente cómo actuar si hay que prestar primeros auxilios, y algunas de las actuaciones incluidas en la MSDS o en la etiqueta de la sustancia tóxica podrían estar desfasadas.

Probablemente estudiará mejor la MSDS como parte de los procedimientos importantes específicos de su lugar de trabajo.

Acciones

Paso	Acción
1	Compruebe que la **escena es segura**. Consiga el kit de primeros auxilios. Póngase el EPI.
2	Llame o encargue a alguien que llame al **número local de emergencias.**
3	Diga al operador telefónico de emergencias el nombre de la sustancia tóxica, **si lo conoce.**
4	Elimine la sustancia tóxica, **si es posible.**
5	Si es posible, aleje a la víctima de la escena de la intoxicación.
6	Si es posible, ayude a la víctima a llegar a algún lugar con aire fresco.
7	Encargue a alguien que busque la hoja de información técnica de seguridad del material (MSDS).

Importante

Si realiza la RCP a una víctima de intoxicación, es preferible usar una mascarilla para las respiraciones. Esto es especialmente importante si la sustancia tóxica está en los labios o la boca.

Algunos operadores telefónicos de emergencias podrían desviar su llamada a un centro de toxicología. Solo administre antídotos que el centro de toxicología o el operador le indique. Las instrucciones de primeros auxilios indicadas en la propia sustancia tóxica pueden ser de utilidad, pero no suelen ser muy completas.

NOTA

Cuando llame al teléfono de emergencias, intente disponer de la siguiente información:

- Nombre de la sustancia tóxica o descripción de la misma si no se sabe el nombre
- Cantidad que ha estado en contacto con la piel, se ha inhalado o tragado
- Edad y peso aproximados de la víctima
- Cuándo ocurrió la intoxicación
- Cómo se encuentra o actúa la víctima

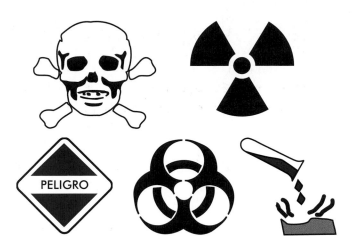

Figura 30. Busque símbolos de sustancias tóxicas como estos en las inmediaciones.

Preguntas de repaso: emergencias medioambientales

Pregunta	Notas
1. Ante la picadura de un insecto o una abeja, podría darse una reacción alérgica grave, por lo que se debe observar a la víctima durante al menos _____ minutos. a. 10 b. 20 c. 30 d. 60	
2. Cuando alguien sufra una mordedura, limpie la zona con agua y jabón abundante. Verdadero Falso	
3. El golpe de calor es potencialmente mortal. Verdadero Falso	
4. Quite las garrapatas _____. a. con una cerilla caliente b. echando mucho alcohol en la piel c. con unas pinzas d. con las manos	

(continuación)

(continuación)

Pregunta	Notas
5. Estar aturdido puede ser un síntoma de golpe de calor y baja temperatura corporal. Verdadero Falso	
6. Si realiza la RCP en alguien que está intoxicado, es preferible usar una mascarilla para las respiraciones. Verdadero Falso	

Respuestas: 1. c, 2. Verdadero, 3. Verdadero, 4. c, 5. Verdadero, 6. Verdadero

Resumen de las habilidades de primeros auxilios

Quitarse los guantes

- Agarre uno de los guantes por el puño y tire hacia abajo para hacerlo salir del revés.
- Sosténgalo con la otra mano (aún cubierta por el guante).
- Coloque 2 dedos de la mano desnuda dentro del puño del guante que aún permanece en la otra mano.
- Tire hacia abajo para que salga dándose la vuelta y envolviendo al primer guante.
- Si hay restos de sangre en los guantes, deséchelos correctamente.
- Échelos en una bolsa para residuos biológicos o conforme a los requisitos del lugar de trabajo.
- Si no tiene ninguna bolsa para residuos biológicos, eche los guantes en una bolsa de plástico que se pueda cerrar antes de desecharla.
- Lávese las manos tras prestar primeros auxilios para evitar contagios por gérmenes.

Averiguar el problema

- Asegúrese de que la escena es segura y busque la causa del problema.
- Golpee suavemente a la víctima y diríjase a ella en voz alta. Si no responde, llame al teléfono de emergencias y consiga un DEA. Si responde, ofrézcase a ayudarle y pregúntele qué le pasa.
- Compruebe la respiración. Si no responde, no respira o solo jadea/boquea, inicie la RCP si sabe cómo hacerlo. Si no sabe cómo hacerlo, realice la RCP usando solo las manos.
- Busque signos de lesiones, como hemorragias.
- Busque algún colgante, pulsera o similar identificativo de un problema de salud.

Uso de autoinyectores de adrenalina

- Busque el inyector automático de adrenalina prescrito.
- Quite el tapón de seguridad. Siga las instrucciones del inyector.
- Agarre el inyector precargado de adrenalina dentro del puño. No toque ninguno de los extremos para que la aguja no se salga.
- Pinche con fuerza en el muslo con la aguja, a media altura entre la rodilla y la cadera. Pinche a través de la ropa o sobre la piel desnuda.
- Deje el inyector aplicado durante al menos 10 seguidos.
- Quite la aguja y el inyector tirando hacia arriba.
- Frote el punto de inyección durante unos 10 segundos.
- Tras usar el inyector automático de adrenalina, deséchelo correctamente.

- Anote la hora de la inyección.
- Permanezca con la víctima hasta que llegue alguien más capacitado y asuma el control.

Cómo detener una hemorragia externa

- Compruebe que la escena es segura. Consiga el kit de primeros auxilios. Póngase el EPI.
- Coloque un apósito en la hemorragia. Apriete el apósito con la parte plana de los dedos o la palma de la mano.
- Si la hemorragia no se detiene, ponga más apósitos y presione más fuerte.
- Siga apretando la herida hasta que se detenga la hemorragia.
- Si no es posible seguir apretando la herida, ponga un vendaje sobre los apósitos.

Vendaje

- Compruebe que la escena es segura. Consiga el kit de primeros auxilios y póngase el EPI.
- Con las gasas de las que disponga, presione directamente para detener la hemorragia.
- Cubra los apósitos con el vendaje.

Práctica de entablillado (no se evalúa)

- Compruebe que la escena es segura. Consiga el kit de primeros auxilios. Póngase el EPI.
- Para hacer la férula, use algo (como una revista) que inmovilice el brazo o la pierna y si es posible, revístala con un material suave.
- Preferiblemente, coloque la férula abarcando la zona lesionada y las articulaciones que hay por encima y por debajo de la lesión.
- Ate la férula al miembro lesionado para que sujete la zona. Use una cinta, apósitos o telas.
- Asegúrese de que un profesional de la salud examine a la persona lesionada.

Apartado 5: RCP y DEA

Puntos de aprendizaje

Aprenderá cuándo y cómo realizar la RCP y usar el DEA.

Temas tratados

- RCP y DEA en adultos
- RCP y DEA en niños
- Cómo ayudar a un niño atragantado
- RCP pediátrica
- Cómo ayudar a un lactante atragantado

Para obtener información acerca del atragantamiento en adultos, consulte el "Apartado 2: Emergencias médicas".

1. RCP y DEA en adultos

Puntos de aprendizaje

En esta sección, aprenderá cuándo es necesario realizar la RCP, cómo llevarla a cabo en un adulto y cómo usar un DEA.

Definiciones y acciones clave

RCP es la sigla de reanimación cardiopulmonar. Consiste en comprimir el tórax (compresiones) y realizar ventilaciones.

En este curso, por adulto se entiende a cualquier persona que ha pasado o está en fase puberal. En caso de duda, trate a la víctima como un adulto.

Se dice que alguien "responde" si se mueve, habla, parpadea o reacciona de alguna forma cuando le golpea suavemente y le pregunta si se encuentra bien. Una persona "no responde" si no hace nada cuando le golpea suavemente y le pregunta si se encuentra bien.

Temas tratados

- Realización de la RCP
- Uso de un DEA
- Evaluación y llamada al número local de emergencias
- Recapitulación

Realización de la RCP: compresiones y ventilaciones

Definiciones y acciones clave	La RCP comprende 2 técnicas principales: compresiones y ventilaciones. Comprimir fuerte y rápido en el tórax es la parte más importante de la RCP. Las compresiones torácicas provocan el bombeo de la sangre al cerebro y al corazón.

Compresiones

Definiciones y acciones clave	Una compresión es el acto de comprimir en el tórax. A menudo, no se comprime lo bastante fuerte por temor a lesionar a la víctima. Aun cuando esto poco probable, una lesión es preferible a la muerte. Es mejor comprimir demasiado fuerte que con poca fuerza.

Acción: Comprimir fuerte y rápido

Siga estos pasos para comprimir fuerte y rápido.

Paso	Acción
1	Asegúrese de que la víctima está tumbada de espaldas, en una superficie plana y firme.
2	Quite las ropas.
3	Coloque el talón de la mano en la mitad inferior del esternón. Coloque el talón de la otra mano encima de la primera.
4	Comprima **al menos 5 cm (2 pulgadas)** a una frecuencia mínima de **100 compresiones por minuto.**
5	Tras cada compresión, deje que el **tórax vuelva** a su posición normal.

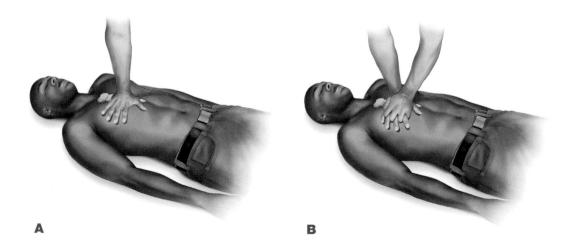

A   B

Figura 31. Compresiones. **A** Coloque el talón de la mano en la mitad inferior del esternón. **B** Coloque la otra mano encima de la primera.

NOTA

Las compresiones son muy importantes, y realizarlas correctamente resulta agotador. Cuanto más cansado esté, menos efectivas serán. Si hay alguien más que sepa cómo hacerlas, túrnense. Cambien las funciones cada 2 minutos; háganlo rápidamente para no interrumpir las compresiones. Trabajen recordándose mutuamente que deben comprimir **al menos 5 cm (2 pulgadas)** y a una frecuencia **mínima de 100 compresiones por minuto**, y dejando que el **tórax vuelva** a su posición normal tras cada compresión.

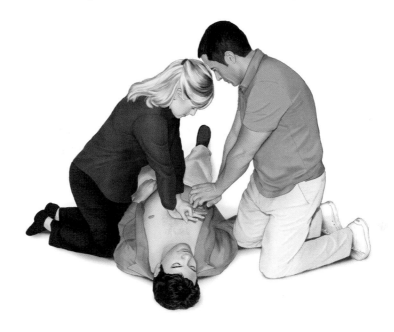

Figura 32. Cambio de reanimadores.

Ventilaciones

Definiciones y acciones clave

Las compresiones son la parte más importante de la RCP. Si también sabe realizar las ventilaciones, su ayuda será aún más valiosa. Cuando realice las ventilaciones, deberá hacer que el tórax se eleve; esto indicará que la víctima ha recibido aire suficiente.

Acción: Abrir la vía aérea

Antes de las ventilaciones, abra la vía aérea. Siga estos pasos para abrir la vía aérea:

Paso	Acción
1	Ponga una mano en la frente y los dedos de la otra mano en el hueso del mentón.
2	Eche la cabeza hacia atrás y levante el mentón.

Importante   Evite presionar la parte blanda del cuello o bajo el mentón.

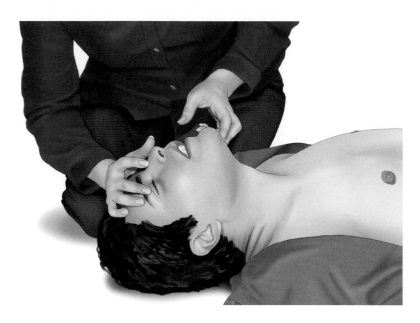

Figura 33. Abra la vía aérea con la maniobra de extensión de la cabeza y elevación del mentón.

Acción:
Realizar las
ventilaciones

Paso	Acción
1	Mientras mantiene abierta la vía aérea, cierre la nariz de la víctima.
2	Realice una ventilacion. Ponga su boca sobre la boca de la víctima.
3	Realice 2 ventilaciones (espire durante 1 segundo en cada una). Observe si **hay elevación torácica** con cada ventilación.

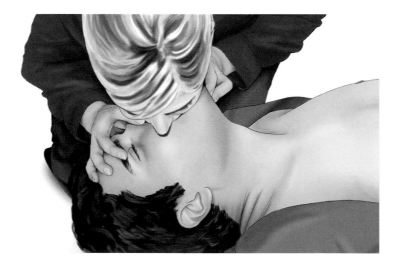

Figura 34. Ventilaciones.

Importante

Si realiza las ventilaciones en alguien y no aprecia elevación torácica, deje que la cabeza vuelva a su posición normal. A continuación, abra la vía extendiendo la cabeza y elevando el mentón. Vuelva a repetir la ventilación. Compruebe que hay elevación torácica.

No tarde más de 10 segundos en las ventilaciones para interrumpir al mínimo las compresiones. Si no hay elevación torácica a los 10 segundos, vuelva a comprimir fuerte y rápido en el tórax.

Uso de una mascarilla

Definiciones y acciones clave

Por lo general, dar ventilaciones de boca a boca a una persona no implica riesgos. Durante la RCP es poco probable que se contagie con una enfermedad. No obstante, algunos lugares de trabajo requieren que los rescatadores usen mascarillas.

Las mascarillas están fabricadas de plástico duro y cubren la boca o la boca y nariz de la persona enferma o lesionada. En ocasiones, podría tener que montar la mascarilla antes de usarla.

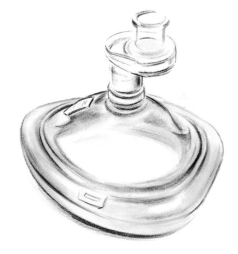

Figura 35. Algunas personas usan una mascarilla para las ventilaciones.

Acciones

Paso	Acción
1	Ponga la mascarilla sobre la boca y la nariz de la víctima.
2	Extienda la cabeza y eleve el mentón mientras fija la mascarilla en el rostro. Mientras eleva el mentón, es importante conseguir un sello hermético entre el rostro de la víctima y la mascarilla para mantener abierta la vía aérea.
3	Realice 2 ventilaciones (espire durante 1 segundo en cada una). Observe si hay elevación torácica con cada ventilacion.

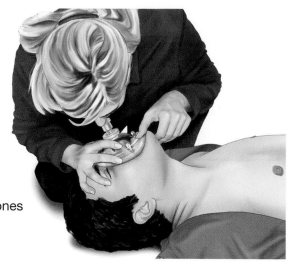

Figura 36. Realización de las ventilaciones con una mascarilla.

NOTA

Si la mascarilla tiene un extremo en punta

- Ponga el extremo estrecho de la mascarilla en la parte superior (puente) de la nariz.
- Coloque el extremo ancho de forma que cubra la boca.

Uso de un DEA

Definiciones y acciones clave

En ocasiones, el corazón no funciona correctamente. Un DEA es una máquina que tiene incorporado un ordenador que puede emitir la descarga al corazón y ayudarlo a funcionar bien de nuevo. Si inicia la RCP y a los pocos minutos usa un DEA, tendrá más probabilidades de salvar la vida de la víctima.

Los DEA son seguros, precisos y fáciles de usar. El DEA es una máquina que calcula si una persona necesita una descarga y le alerta cuando es necesario aplicarla, indicándole incluso el momento de realizarla para que pueda asegurarse de que nadie esté tocando a la víctima. Los parches usados para las descargas tienen un diagrama que facilitan su colocación. Siga el diagrama.

Los métodos más comunes para encender un DEA son oprimir el botón de encendido o quitar la tapa. Una vez encendido, el DEA le informará de todo lo necesario.

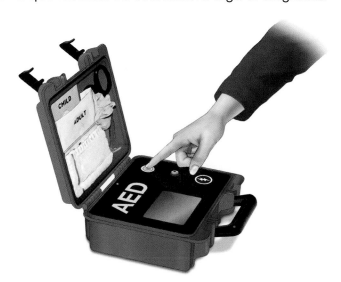

Figura 37. Un DEA.

Acciones

Use un DEA si alguien no responde y no respira o solo jadea/boquea. Hay 2 pasos para utilizar un DEA:

Paso	Acción
1	Encienda el DEA.
2	Siga las instrucciones que verá y oirá.

Importante

Si tiene acceso a un DEA, úselo a la mayor brevedad. Antes de pulsar el botón de descarga, asegúrese de que nadie está tocando a la víctima. Si no puede localizar un DEA rápidamente, comience la RCP. Comprima fuerte y rápido

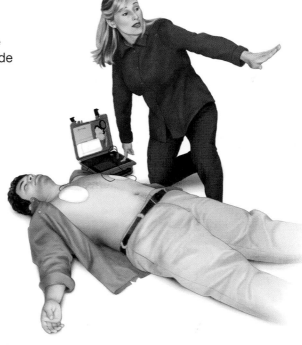

Figura 38. Asegúrese de que nadie toca a la persona antes de administrar una descarga.

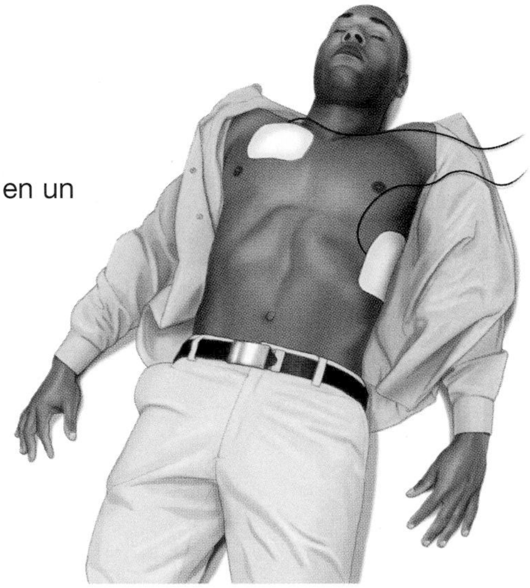

Figura 39. Colocación de los parches en un adulto.

Evaluación y llamado al número local de emergencias

Definiciones y acciones clave

Ante alguien que no responde y no respira o solo jadea/boquea, tendrá que realizar la RCP.

En caso de duda, hágalo igualmente. Es preferible practicar la RCP en alguien que no lo necesita que no hacerlo cuando sí se necesita.

Acción: Comprobar que la escena es segura

Antes de evaluar si es necesario la RCP, asegúrese de que la escena es segura. Mire a su alrededor para descartar que haya algo que pueda lesionarle. No se trata de que usted también acabe siendo una víctima.

Acción: Golpear suavemente a la víctima y dirigirse a ella en voz alta

Compruebe si la víctima responde. Golpéele ligeramente y pregunte en voz alta: "¿Está bien?". Si ni se mueve, habla, parpadea o reacciona, significa que la víctima que no responde.

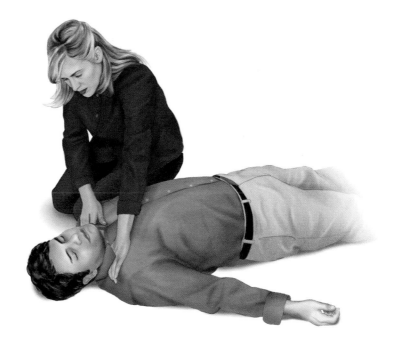

Figura 40. Golpee suavemente a la víctima y diríjase a ella en voz alta.

Acción: Llamar al número de emergencias y conseguir un DEA

Si la víctima no responde, es importante conseguir ayuda. Llame o encargue a alguien que llame al número local de emergencias. Si hace falta, grite para pedir ayuda. Consiga un DEA si hay alguno disponible.

Importante

No cuelgue hasta que el operador telefónico de emergencias le diga que puede hacerlo. Responder a las preguntas del operador no retrasará la llegada de la ayuda.

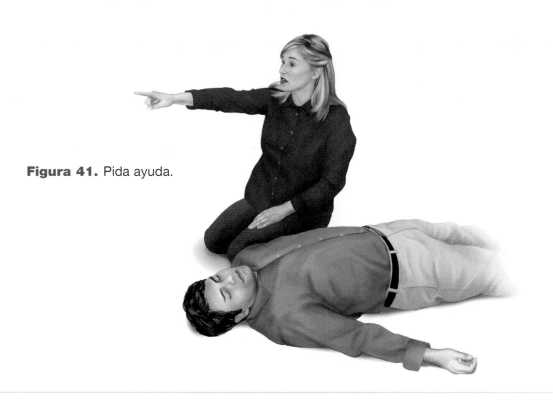

Figura 41. Pida ayuda.

Acción: Comprobar la respiración

Si la víctima no responde, compruebe la respiración. Si no respira o lo hace de forma agónica, es necesario iniciar la RCP.

Cuando una persona jadea/boquea, suele tomar aire muy rápido. Podría abrir la boca y mover la mandíbula, la cabeza o el cuello. Las respiraciones agónicas pueden parecer forzadas o débiles, y podría pasar un tiempo entre una y otra, ya que suelen darse con una frecuencia baja. Pueden sonar como un resoplido, ronquido o gemido. ya que no se trata de una respiración normal ni regular. Son un signo de paro cardíaco en alguien que no responde.

Figura 42. Compruebe la respiración.

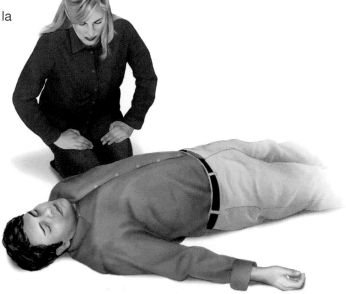

Si la víctima respira pero no responde, póngale de costado y espere a que llegue alguien más preparado y asuma el control. Colocar a alguien en la posición lateral de seguridad ayuda a que la vía aérea se mantenga despejada por si se producen vómitos. Si la víctima deja de respirar o solo jadea/boquea, recuéstela y evalúe la necesidad de practicar la RCP.

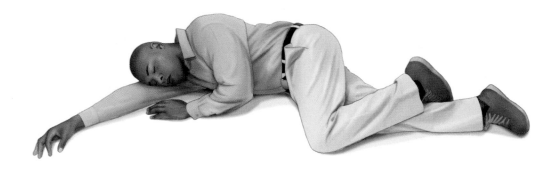

Figura 43. Posición de costado.

Recapitulación

Definiciones y acciones clave

La RCP consiste en **realizar series de 30 compresiones y 2 ventilaciones.** Comprima **al menos 5 cm (2 pulgadas)** a una frecuencia **mínima de 100 compresiones por minuto**. Tras cada compresión, deje que el **tórax vuelva** a su posición normal.

Intente no interrumpir las compresiones más de 10 segundos, incluso al realizar las ventilaciones.

Acción: RCP en adulto

Paso	Acción
1	Compruebe que la escena es segura.
2	Golpee suavemente a la víctima y diríjase a ella en voz alta.
3	Grite pidiendo ayuda. Pida a alguien que llame al número local de emergencias y busque el DEA, o encárguese personalmente.
4	Compruebe la respiración.
5	Si la víctima no respira o solo jadea/boquea, realice la RCP.
6	Realice **30 compresiones** a una **frecuencia mínima de 100 por minuto** y a una profundidad **mínima de 5 cm (2 pulgadas)**. Tras cada compresión, deje que el **tórax vuelva** a su posición normal.
7	Abra la vía aérea y realice **2 ventilaciones.**
8	Continúe con las series de 30 compresiones y 2 ventilaciones hasta que llegue el DEA, la persona comience a responder o hasta que llegue alguien más preparado y asuma el control.

Resumen de habilidades de RCP y DEA en adultos

Paso	Acción
1	**Compruebe que la escena es segura.**
2	**Golpee suavemente a la víctima y diríjase a ella en voz alta.** ▪ Compruebe si la persona responde. ▪ Si no responde, vaya al paso 3.
3	**Pida ayuda.** ▪ Grite pidiendo ayuda. ▪ Si alguien acude, dígale que llame al número de emergencias y busque un DEA. ▪ Si nadie puede ayudar, llame al número de emergencias y obtenga un DEA. Úselo.
4	**Compruebe la respiración.** ▪ Asegúrese de que la víctima está recostada en una superficie firme y plana. ▪ Compruebe la respiración. ▪ Si la víctima no respira o solo jadea/boquea, realice la RCP. **No responde + No respira o Solo jadea/boquea = REALIZAR RCP**

5	**Realice compresiones y ventilaciones. Realice 30 compresiones y 2 ventilaciones.**
	▪ Compresiones:
	  – Quite las ropas.
	  – Coloque el talón de la mano en la mitad inferior del esternón. Coloque el talón de la otra mano encima de la primera.
	  – Comprima al menos 5 cm (2 pulgadas) a una frecuencia mínima de 100 compresiones por minuto.
	  – Tras cada compresión, deje que el tórax vuelva a su posición normal.
	  – Comprima el tórax 30 veces.
	▪ Respiraciones:
	  – Tras 30 compresiones, abra la vía aérea con la maniobra de extensión de la cabeza y elevación del mentón.
	  – Con la vía aérea de la víctima abierta, inspire normalmente.
	  – Con los dedos, cierre la nariz de la víctima. Ponga su boca sobre la boca de la víctima.
	  – Realice 2 ventilaciones (espire durante 1 segundo en cada una). Observe si hay elevación torácica con cada ventilación.
	▪ DEA:
	  – Úselo en cuanto tenga uno.
	  – Enciéndalo levantando la tapa o pulsando el botón de encendido.
	  – Siga las indicaciones.

6	**Continúe con las series.** ▪ Continúe con las series de compresiones y ventilaciones hasta que la víctima empiece a respirar o moverse, o hasta que alguien más preparado llegue y asuma el control.

Puntos de aprendizaje	En esta sección, aprenderá cuándo es necesario realizar la RCP, cómo llevarla a cabo en un niño y cómo usar un DEA.

Definiciones y acciones clave	La RCP consiste en comprimir fuerte y rápido el tórax y alternar con ventilaciones. Se realiza cuando el corazón ha dejado de bombear sangre.
	En este curso, por niño se entiende a un menor de más de 1 año y que aún no ha alcanzado la pubertad. En caso de duda de si tratar a alguien como adulto o niño, trátelo como adulto.
	Un niño "responde" si se mueve, habla, parpadea o reacciona de alguna forma cuando le golpea suavemente y le pregunta si se encuentra bien. Un niño "no responde" si no hace nada cuando le golpea suavemente y le pregunta si se encuentra bien.

Temas tratados	▪ Realización de la RCP: compresiones y ventilaciones
	▪ Uso de un DEA
	▪ Evaluación y llamada al número local de emergencias
	▪ Recapitulación

Realización de la RCP: compresiones y ventilaciones

Compresiones

Definiciones y acciones clave	Comprimir fuerte y rápido en el tórax (compresiones) es la parte más importante de la RCP. Las compresiones torácicas provocan el bombeo de la sangre al cerebro y al corazón.
	A menudo, no se comprime lo bastante fuerte por temor a herir al niño. Aun cuando esto poco probable, una lesión es preferible a la muerte. Es mejor comprimir demasiado fuerte que sin la fuerza suficiente.

**Acción:
Comprimir fuerte y
rápido**

Siga estos pasos para comprimir fuerte y rápido.

Paso	Acción
1	Asegúrese de que el niño está tumbado de espaldas, en una superficie plana y firme.
2	Quite las ropas.
3	Coloque el talón de la mano en la mitad inferior del esternón.
4	Comprima **unos 5 cm (2 pulgadas)** a una frecuencia **mínima de 100 compresiones por minuto.**
5	Tras cada compresión, deje que el **tórax vuelva** a su posición normal.

NOTA

Use una mano para las compresiones. Si no puede comprimir unos 5 cm con una mano, use las dos. Una mano no es mejor que dos, ni al contrario. Actúe como sea necesario para que las compresiones torácicas alcancen los 5 cm (2 pulgadas).

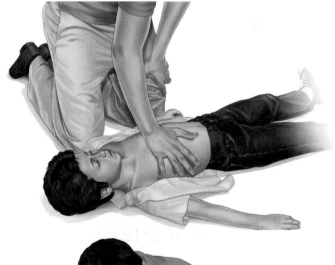

Figura 44. Compresiones torácicas con una mano.

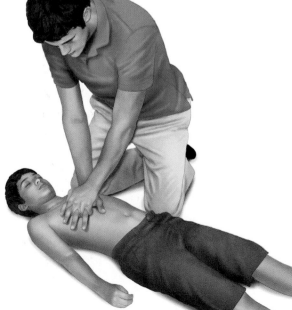

Figura 45. compresiones torácicas con dos manos.

NOTA

Las compresiones son muy importantes en la RCP, y realizarlas correctamente resulta agotador. Cuanto más cansado esté, menos efectivas serán. Si hay alguien más que sepa cómo hacerlas, túrnense. Cambien las funciones cada 2 minutos; háganlo rápidamente para no interrumpir las compresiones. Trabajen recordándose mutuamente comprimir **unos 5 cm (2 pulgadas)** y a una frecuencia **mínima de 100 compresiones por minuto,** y dejando que **el tórax vuelva** a su posición normal tras cada compresión.

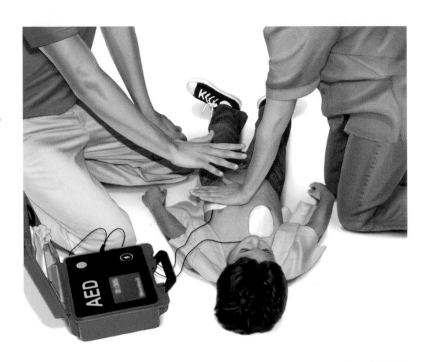

Figura 46. Cambio de reanimadores.

Ventilaciones

Definiciones y acciones clave

El corazón de los niños suele estar sano. Por lo general, cuando el corazón de un niño se detiene es porque no puede respirar o lo hace con dificultad. Por tanto, en el caso de los niños, es de suma importancia practicarle la ventilacion de boca a boca además de realizar compresiones.

Cuando realice las ventilaciones, deberá hacer que el tórax se eleve; esto indicará que el niño ha recibido aire suficiente. Las compresiones son la parte más importante de la RCP. Si también sabe realizar las ventilaciones, su ayuda será aún más valiosa.

Acción: Abrir la vía aérea

Antes de las ventilaciones, abra la vía aérea. Siga estos pasos para abrir la vía aérea:

Paso	Acción
1	Ponga 1 mano en la frente y los dedos de la otra mano en el hueso del mentón.
2	Eche la cabeza hacia atrás y levante el mentón.

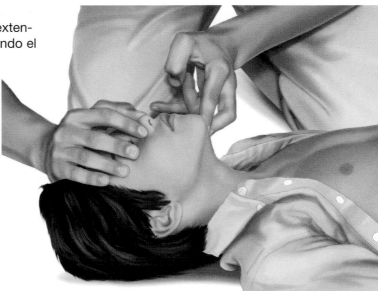

Figura 47. Abra la vía extendiendo la cabeza y elevando el mentón.

Importante

Evite presionar la parte blanda del cuello o bajo el mentón.

Acción: Realizar las ventilaciones

Siga estos pasos para realizar las ventilaciones en un niño:

Paso	Acción
1	Mientras mantiene abierta la vía aérea, cierre la nariz de la víctima.
2	Realice una ventilacion. Ponga su boca sobre la boca del niño.
3	**Realice 2 ventilaciones** (espire durante 1 segundo en cada una). Observe si hay elevación torácica **con cada ventilación.**

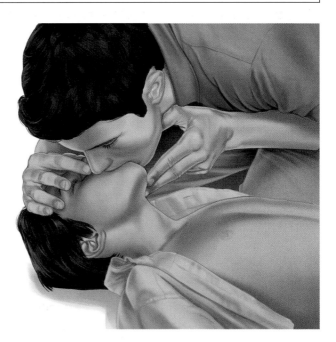

Figura 48. Ponga su boca sobre la boca del niño.

Importante

Si realiza las ventilaciones en un niño y no aprecia elevación torácica, deje que la cabeza vuelva a su posición normal. A continuación, abra la vía extendiendo la cabeza y elevando el mentón. Vuelva a repetir las ventilaciones. Compruebe que hay elevación torácica.

No tarde más de 10 segundos en las ventilaciones para interrumpir al mínimo las compresiones. Si no hay elevación torácica a los 10 segundos, vuelva a comprimir fuerte y rápido en el tórax.

Uso de una mascarilla

Definiciones y acciones clave

Por lo general, dar ventilaciones de boca a boca a una persona no implica riesgos. Durante la RCP es poco probable que se contagie con una enfermedad. No obstante, algunos lugares de trabajo requieren que los reanimadores usen mascarillas.

Las mascarillas están fabricadas de plástico duro y cubren la boca o la boca y la nariz del niño. En ocasiones, podría tener que montar la mascarilla antes de usarla.

Acciones

Paso	Acción
1	Ponga la mascarilla sobre la boca y la nariz del niño.
2	Extienda la cabeza y eleve el mentón mientras fija la mascarilla en el rostro. Mientras eleva el mentón, es importante conseguir un sello hermético entre el rostro del niño y la mascarilla para mantener abierta la vía aérea.
3	Realice 2 ventilaciones. Observe si hay elevación torácica con cada ventilación.

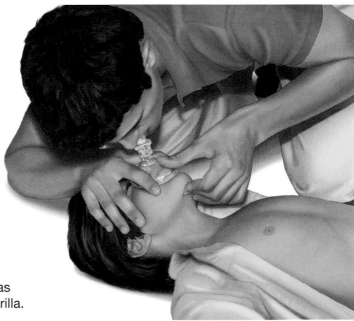

Figura 49. Realización de las ventilaciones con una mascarilla.

NOTA

Si la mascarilla tiene un extremo en punta

- Ponga el extremo estrecho de la mascarilla en la parte superior (puente) de la nariz.
- Coloque el extremo ancho de forma que cubra la boca.

Uso de un DEA

Definiciones y acciones clave

Si inicia la RCP y a los pocos minutos usa un DEA, tendrá más probabilidades de salvar la vida de la víctima.

Los DEA son seguros, precisos y fáciles de usar. Los métodos más comunes para encender un DEA son oprimir el botón de encendido o quitar la tapa. Una vez encendido, el DEA le informará de todo lo necesario.

El DEA es una máquina que identifica si el niño necesita una descarga y le alerta cuando es necesario aplicarla, indicándole incluso el momento de realizarla para que pueda asegurarse de que nadie esté tocando al niño. Los parches usados para las descargas tienen un diagrama que facilitan su colocación. Siga el diagrama.

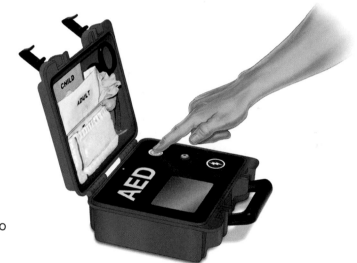

Figura 50. Un desfibrilador externo automático (DEA).

Acción

Use un DEA solo en los niños que necesitan RCP. Hay 4 pasos simples para utilizar un DEA en un niño:

Paso	Acción
1	Encienda el DEA.
2	Busque parches para niños o bien el adaptador pediátrico.
3	Use los parches para niños o bien el adaptador pediátrico.
4	Siga las instrucciones que verá y oirá.

Importante	Si no hay parches pediátricos ni adaptador pediátrico, use los parches para adultos. Asimismo, deberá utilizar los parches para adultos si el niño tiene más de 8 años. (Si cree que el niño podría tener más de 8 años, dé por hecho que los tiene y utilice los parches para adultos). Ponga los parches en el tórax de forma que no se toquen entre sí. Si el niño es muy pequeño, tendrá que poner 1 parche en el tórax y otro en la espalda.

Si tiene acceso a un DEA, úselo a la mayor brevedad. Antes de pulsar el botón de descarga, asegúrese de que nadie está tocando al niño. Si no encuentra un DEA rápidamente, no espere. Inicie la RCP.

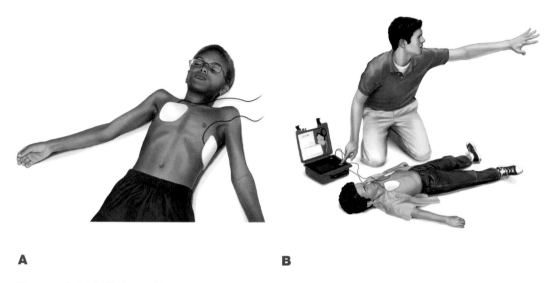

A   **B**

Figura 51. A Colocación de parches en un niño. **B** Comprobar que nadie está tocando al niño.

Evaluación y llamada al número local de emergencias

Definiciones y acciones clave	Ahora que sabe cómo practicar la RCP, conviene repasar en qué situaciones resulta necesaria. Si el niño no responde y no respira o solo jadea/boquea, tendrá que realizar la RCP.

En caso de duda, hágalo igualmente. Es preferible practicar la RCP en alguien que no lo necesita que no hacerlo cuando sí se necesita.

Acción: Comprobar que la escena es segura	Antes de realizar la RCP, compruebe que la escena es segura. Mire a su alrededor para descartar que haya algo que pueda lesionarle. No se trata de que usted también acabe siendo una víctima.

Acción:
Golpear suavemente a la víctima y dirigirse a ella en voz alta

Compruebe si el niño responde. Golpéele ligeramente y pregunte en voz alta: "¿Está bien?". Si ni se mueve, habla, parpadea o reacciona, significa que la víctima que no responde.

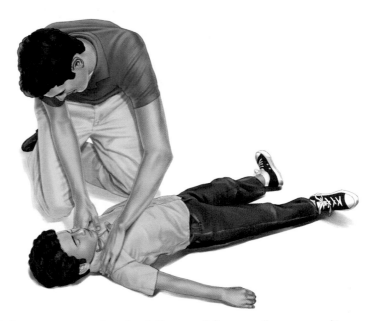

Figura 52. Golpee suavemente a la víctima y diríjase a ella en voz alta.

Acción:
Grite pidiendo ayuda

Grite pidiendo ayuda. Si alguien acude, dígale que llame al número de emergencias y busque un DEA. Tanto si acude alguien como si no, compruebe la respiración del niño.

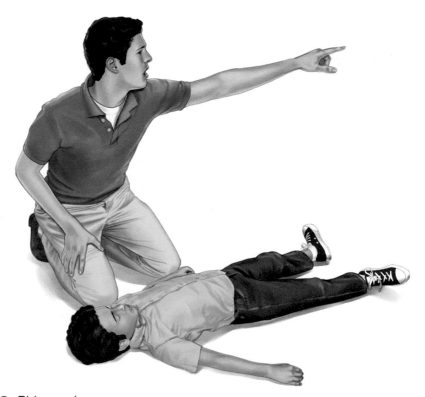

Figura 53. Pida ayuda.

**Acción:
Comprobar la
respiración**

Si el niño no responde, compruebe la respiración. Si no respira o lo hace de forma agónica, es necesario iniciar la RCP.

Cuando una persona jadea/boquea, suele tomar aire muy rápido. Podría abrir la boca y mover la mandíbula, la cabeza o el cuello. Las respiraciones agónicas pueden parecer forzadas o débiles, y podría pasar un tiempo entre una y otra, ya que suelen darse con una frecuencia baja. Pueden sonar como un resoplido, ronquido o gemido. ya que no se trata de una respiración normal ni regular. Son un signo de paro cardíaco en alguien que no responde.

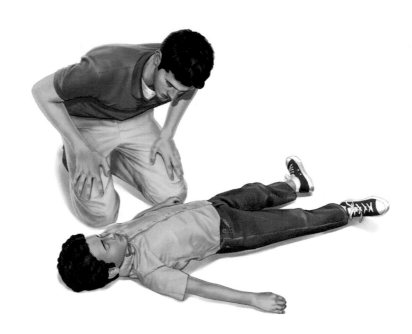

Figura 54.
Compruebe la
respiración.

Recapitulación

**Definiciones
y acciones clave**

Los corazones de los niños suelen estar sanos y los problemas cardíacos suelen deberse a dificultades respiratorias, por lo que es importante dar aire al niño lo más rápido posible. Por esta razón, debe realizar 5 series de RCP antes de llamar para pedir ayuda o buscar un DEA. (Si hay alguien cerca, dígale que llame y busque el DEA de inmediato).

Las compresiones son muy importantes, son la parte fundamental de la RCP. Intente no interrumpir las compresiones más de unos pocos segundos, incluso al realizar las ventilaciones.

**Acción:
Administre 5 ciclos
de RCP**

La RCP consiste en **realizar series de 30 compresiones y 2 ventilaciones.** Comprima **unos 5 cm (2 pulgadas)** a una frecuencia **mínima de 100 compresiones por minuto.** Tras cada compresión, deje que el **tórax vuelva** a su posición normal.

Si el niño no responde y no respira o solo jadea/boquea, realice 5 series de RCP (una serie = 30 compresiones y 2 ventilaciones).

| Acción:
Llamar y conseguir un DEA | Tras 5 series de RCP, llame al número de emergencias y busque un DEA, si aún nadie lo ha hecho. Tan pronto como tenga el DEA, úselo. |

| Acción:
Hasta cuándo continuar | Tras llamar al número de emergencias, continúe con las series de 30 compresiones y 2 ventilaciones hasta que el niño empiece a responder o hasta que alguien más preparado llegue y asuma el control. |

NOTA:
cómo responder a las preguntas del operador telefónico de emergencias

No cuelgue hasta que el operador telefónico de emergencias le diga que puede hacerlo.

El operador le preguntará acerca de la emergencia. También podría darle instrucciones para auxiliar al niño hasta que llegue un equipo especializado y asuma el control.

Responder a las preguntas del operador no retrasará la llegada de la ayuda. Si puede, llévese el teléfono consigo para que pueda estar junto al niño mientras habla con el operador.

Acción:
RCP en niños

No responde + **No respira o Solo jadea/boquea** = **REALIZAR RCP**

La siguiente tabla muestra los pasos para la RCP en niños:

Paso	Acción
1	Compruebe que la escena es segura.
2	Golpee suavemente a la persona y diríjase a ella en voz alta.
3	Grite pidiendo ayuda.
4	Compruebe la respiración.
5	Si el niño no responde y no respira o solo jadea/boquea, **realice 5 series de 30 compresiones y 2 ventilaciones, llame al número de emergencias y busque un DEA.**
6	Continúe con las **series de compresiones y ventilaciones** hasta que la víctima empiece a respirar o moverse, o hasta que alguien más preparado llegue y asuma el control.

Si hay alguien con usted mientras realiza la RCP, o si grita para pedir ayuda y consigue que alguien acuda, encargue a quien sea que llame al número de emergencias mientras usted empieza a comprimir fuerte y rápido y a realizar las ventilaciones. **Usted realice las compresiones y las ventilaciones; la otra persona, llama por teléfono y consigue un DEA.**

La siguiente tabla resume las diferencias entre la RCP en niños y en adultos.

Diferencias	Qué hacer ante un adulto	Qué hacer ante un niño
Cuándo llamar al número local de emergencias	Llame después de comprobar si responde.	Llame después de realizar 5 series de compresiones y respiraciones, si está usted solo.
Uso de un DEA	Use los parches para adultos.	• Busque si existe un adaptador pediátrico. • Use los parches pediátricos. • Si no hay parches pediátricos, utilice los parches para adultos. • Si utiliza los parches para adultos, compruebe que no se tocan entre sí.
Profundidad de las compresiones	Comprima al menos 5 cm (2 pulgadas).	Comprima aproximadamente 5 cm (2 pulgadas).

Resumen de habilidades de RCP y DEA en niños

Paso	Acción
1	**Compruebe que la escena es segura.**
2	**Golpee suavemente a la persona y diríjase a ella en voz alta.** ▪ Compruebe si la persona responde. ▪ Si no responde, vaya al paso 3.
3	**Grite pidiendo ayuda.** ▪ Compruebe si hay alguien que pueda ayudarle. ▪ Dígale que llame al número de emergencias y busque un DEA.

4	**Compruebe la respiración.**
	▪ Asegúrese de que el niño está recostado en una superficie firme y plana.
	▪ Compruebe si respira o si solo jadea.
	
	                                      No respira
	No responde + **o** = **REALIZAR RCP**
	                            Solo jadea/boquea

5	**Realice la RCP. Realice 5 series de 30 compresiones y 2 ventilaciones, llamar al número de emergencias y buscar un DEA (si no se ha hecho antes).**
	▪ Compresiones:
	   – Quite las ropas.
	   – Coloque el talón de la mano en la mitad inferior del esternón.
	   – Comprima unos 5 cm (2 pulgadas) a una frecuencia mínima de 100 compresiones por minuto.
	   – Tras cada compresión, deje que el tórax vuelva a su posición normal.
	   – Comprima el tórax 30 veces.
	▪ Respiraciones:
	   – Tras 30 compresiones, abra la vía aérea con la maniobra de extensión de la cabeza y elevación del mentón.
	   – Con la vía aérea de la víctima abierta, inspire normalmente.
	   – Con los dedos, cierre la nariz del niño. Ponga su boca sobre la boca del niño.
	   – Realice 2 ventilaciones (espire durante 1 segundo en cada una). Observe si hay elevación torácica con cada ventilacion.
	▪ DEA:
	   – Úselo en cuanto tenga uno.
	   – Enciéndalo levantando la tapa o pulsando el botón de encendido.
	   – Use parches o interruptores o teclas para niños. (Use parches para adultos si no hay parches pediátricos).
	   – Siga las indicaciones.

6	**Continúe con las series.** ▪ Continúe con las series de compresiones y ventilaciones hasta que el niño empiece a respirar o moverse, o hasta que alguien más preparado llegue y asuma el control.

3. Cómo ayudar a un niño atragantado

Puntos de aprendizaje

En esta sección aprenderá los signos de atragantamiento y a ayudar a un niño atragantado.

Definiciones y acciones clave

Un problema de atragantamiento se produce por algún alimento u otro objeto que queda atorado en la vía aérea o la garganta. El objeto evita que el aire pase a los pulmones.

Algunas obstrucciones son más leves que otras. Si es grave, actúe rápido. Extraiga el objeto para que el niño pueda respirar.

Temas

- Obstrucción leve y grave
- Cómo ayudar a un niño atragantado
- Cómo ayudar a un niño atragantado inconsciente

Atragantamiento leve y grave

Acción

Guíese por la siguiente tabla para identificar si un niño sufre una obstrucción leve o grave y qué debe hacer:

Si el niño	La obstrucción de la vía aérea es	Por lo que debe
• Puede emitir sonidos • Tose ruidosamente	Leve	• Permanecer junto a la persona y hacer que tosa • Si le preocupa cómo respira, llame al número local de emergencias
• No puede respirar, o • Tiene tos silenciosa, o • No puede hablar ni emitir sonidos, o • Realiza el signo de obstrucción	Grave	• Actuar rápidamente • Seguir los pasos para auxiliar a un niño con obstrucción

NOTA: signo de atragantamiento

Si un niño tiene un atragantamiento, podría indicárselo con el signo de atragantamiento (se agarra el cuello con una o ambas manos).

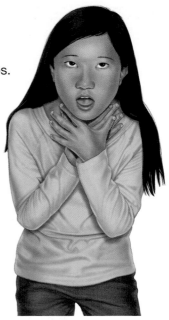

Figura 55. El signo de atragantamiento: agarrarse el cuello con una o ambas manos.

Cómo ayudar a un niño atragantado

Definiciones y acciones clave

Ante una obstrucción grave, hay que comprimir ligeramente por encima del ombligo del niño. Estas compresiones abdominales se conocen como la maniobra de Heimlich. Con cada compresión, se empuja aire desde los pulmones como una tos. De esta forma, el objeto que obstruye la vía aérea puede salir expulsado.

Acción: Ayudar a un niño atragantado

Siga estos pasos para auxiliar a un niño atragantado:

Paso	Acción
1	Si el niño parece estar ahogándose, pregunte "¿Te estás ahogando?". Si asiente con la cabeza, indíquele que le va a ayudar.
2	**Colóquese detrás.** Rodéele desde atrás con los brazos, de tal forma que las manos queden delante.
3	Cierre una **mano en puño.**
4	Coloque el puño (por la parte del pulgar) ligeramente por encima del ombligo y bastante por debajo del esternón.
5	Sujete el puño con la otra mano **y comprima rápido y hacia arriba en el abdomen.**
6	Siga con las compresiones **hasta que el objeto salga y la víctima pueda respirar, toser o hablar, o hasta que quede inconsciente.**

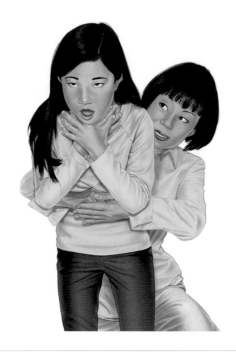

Figura 56. Auxiliar a un niño con obstrucción

Acción:
Ayudar a un niño de complexión grande atragantado

Si el niño que sufre la obstrucción es muy grande y no alcanza a rodearle la cintura con los brazos, comprima en el tórax en lugar del abdomen.

Siga los mismos pasos, pero coloque los brazos y las manos en un lugar diferente. Rodee por las axilas y coloque las manos sobre la mitad inferior del esternón. Tire hacia atrás cuando realice las compresiones torácicas.

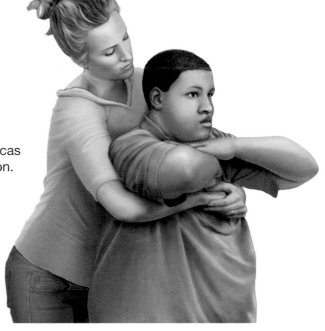

Figura 57. Compresiones torácicas en un niño grande con obstrucción.

NOTA

Un profesional de la salud deberá examinar a los niños en los que se han practicado maniobras de desobstrucción.

Definiciones y acciones clave

Si con las compresiones en el abdomen no logra extraer el objeto que obstruye la vía aérea, el niño quedará inconsciente. Comprimir en el tórax podría funcionar.

Acción: Ayudar a un niño inconsciente

Si el niño queda inconsciente, siga estos pasos:

Paso	Acción
1	Recueste al niño en una superficie firme y plana.
2	Golpee suavemente a la persona y diríjase a ella en voz alta.
3	**Grite pidiendo ayuda.**
4	**Compruebe la respiración.**
5	**Realice 30 compresiones.**
6	Tras las 30 compresiones, abra la vía aérea. **Si ve algún objeto en la boca, sáquelo.**
7	**Realice 2 ventilaciones.**
8	Repita **las series de 30 compresiones y 2 ventilaciones,** examinando la boca tras cada serie de compresiones por si hay algún objeto dentro.
9	Tras 5 series de 30 compresiones y 2 ventilaciones, llame **al número local de emergencias y busque un DEA.**
10	**Realice series de 30 compresiones y 2 ventilaciones,** examinando la boca tras cada serie por si hubiera algún objeto dentro. Continúe hasta que el niño empiece a responder o hasta que alguien más preparado llegue y asuma el control.

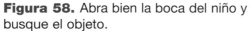

Figura 58. Abra bien la boca del niño y busque el objeto.

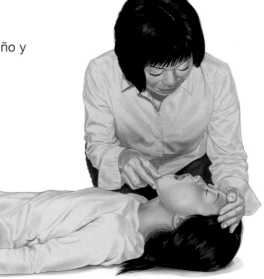

Importante	Si está acompañado cuando el niño cae inconsciente, **o si grita para pedir ayuda y alguien acude, encargue a quien sea que llame al número local de emergencias y que busque un DEA mientras usted se dedica a comprimir rápido y fuerte y realizar las respiraciones.Usted realice las compresiones y las ventilaciones; la otra persona, llama por teléfono y consigue un DEA.**

4. RCP para lactantes

Puntos de aprendizaje	En esta sección aprenderá cuándo y cómo tiene que realizar la RCP en un lactante.
Definiciones y acciones clave	La RCP consiste en comprimir fuerte y rápido el tórax y alternar con ventilaciones. Se realiza cuando el corazón ha dejado de bombear sangre.
	Para este curso, por lactante se entiende a un menor de menos de 1 año.
	Se dice que un lactante "responde" si se mueve, hace sonidos, parpadea o reacciona de alguna forma cuando le golpea suavemente y le llama por su nombre. Se dice que un lactante "no responde" si no hace nada cuando le golpea suavemente y le habla en voz alta.
Temas tratados	▪ Realización de la RCP
	▪ Evaluación y llamada al número local de emergencias
	▪ Recapitulación

Realización de la RCP: compresiones y ventilaciones

Compresiones

Definiciones y acciones clave	Comprimir fuerte y rápido en el tórax (compresiones) es la parte más importante de la RCP. Las compresiones torácicas provocan el bombeo de la sangre al cerebro y al corazón.
	A menudo, no se comprime lo bastante fuerte por temor a herir al lactante. Aun cuando esto poco probable, una lesión es preferible a la muerte. Es mejor comprimir demasiado fuerte que con poca fuerza.
	Si es posible, coloque al lactante en una superficie firme y plana, no directamente sobre el suelo, por ejemplo, sobre una mesa. Así le resultará más fácil realizar la RCP.

**Acción:
Comprimir fuerte y
rápido**

Siga estos pasos para comprimir fuerte y rápido.

Paso	Acción
1	Asegúrese de que el lactante está tumbado de espaldas, en una superficie plana y firme. Si es posible, que no esté directamente sobre el suelo.
2	Quite las ropas.
3	Ponga 2 dedos de una mano en el esternón, justo por debajo de la línea de los pezones.
4	Comprima el tórax del lactante unos **4 cm (1½ pulgadas)** a una frecuencia **mínima de 100 compresiones por minuto**.
5	Tras cada compresión, deje que el **tórax vuelva** a su posición normal.

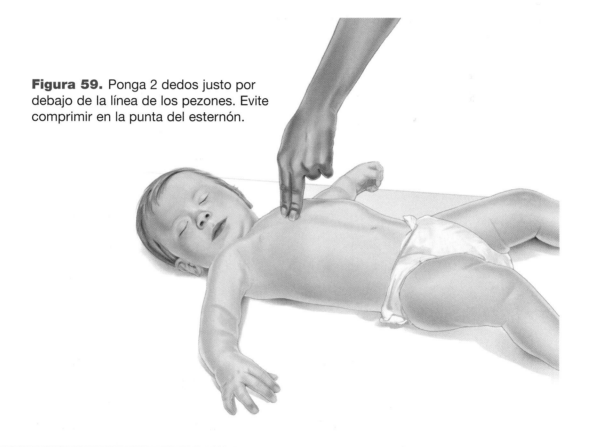

Figura 59. Ponga 2 dedos justo por debajo de la línea de los pezones. Evite comprimir en la punta del esternón.

NOTA

Las compresiones son muy importantes en la RCP, y realizarlas correctamente resulta agotador. Cuanto más cansado esté, menos efectivas serán. Si hay alguien más que sepa cómo hacerlas, túrnense. Cambien las funciones cada 2 minutos; háganlo rápidamente para no interrumpir las compresiones. Trabajen recordándose mutuamente comprimir **unos 4 cm (1½ pulgadas)** y a una frecuencia **mínima de 100 compresiones por minuto,** y dejando que el **tórax vuelva** a su posición normal tras cada compresión.

**Definiciones
y acciones clave**

Los lactantes suelen tener corazones sanos. Por lo general, el corazón de un lactante se para porque no puede respirar o lo hace con dificultad. Por tanto, en el caso de los lactantes, es muy importante que realice ventilaciones además de las compresiones.

Cuando realice las ventilaciones, deberá observar si hay elevación torácica; es indicativo de que el lactante ha recibido aire suficiente. Las compresiones son la parte más importante de la RCP. Si también sabe realizar las ventilaciones, su ayuda será aún más valiosa.

**Acción:
Abrir la vía aérea**

Antes de las ventilaciones, abra la vía aérea. Siga estos pasos para abrir la vía aérea:

Paso	Acción
1	Ponga una mano en la frente y los dedos de la otra mano en el hueso del mentón.
2	Eche la cabeza hacia atrás y levante el mentón.

Importante

Cuando extienda la cabeza del lactante, no la ponga demasiado atrás, porque podría bloquear la vía aérea. Evite presionar la parte blanda del cuello o bajo el mentón.

Acción:
Realizar las
respiraciones

Siga estos pasos para realizar las ventilaciones en un lactante:

Paso	Acción
1	Mientras abre la vía aérea del lactante, inspire normalmente.
2	Cubra la boca y la nariz del lactante con su boca.
3	**Realice 2 ventilaciones** (espire durante 1 segundo en cada una). Observe si hay elevación torácica **con cada ventilación.**

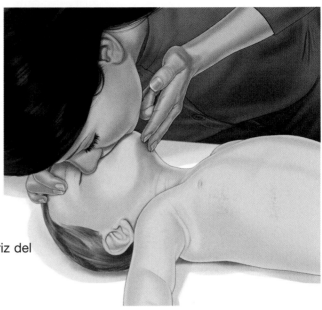

Figura 60. Cubra la boca y la nariz del lactante con su boca.

NOTA:
consejos para las
ventilaciones

Si su boca es muy pequeña para abarcar la nariz y la boca del lactante, póngala sobre la nariz y realice las ventilaciones a través de ella. (Quizá deba tapar la boca del lactante para que el aire no se salga por ella).

Importante

Si realiza las ventilaciones en un lactante y no aprecia elevación torácica, deje que la cabeza vuelva a su posición normal. A continuación, abra la vía extendiendo la cabeza y elevando el mentón. Vuelva a repetir la ventilación. Compruebe que hay elevación torácica.

No tarde más de 10 segundos en las ventilaciones para interrumpir al mínimo las compresiones. Si no hay elevación torácica a los 10 segundos, vuelva a comprimir fuerte y rápido en el tórax.

**Definiciones
y acciones clave**

Por lo general, las respiraciones de boca a boca suelen ser bastante seguras. Durante la RCP es poco probable que se contagie con una enfermedad. No obstante, algunos lugares de trabajo requieren que los reanimadores usen mascarillas.

Las mascarillas están fabricadas de plástico duro y cubren la boca o la boca y la nariz del lactante. En ocasiones, podría tener que montar la mascarilla antes de usarla.

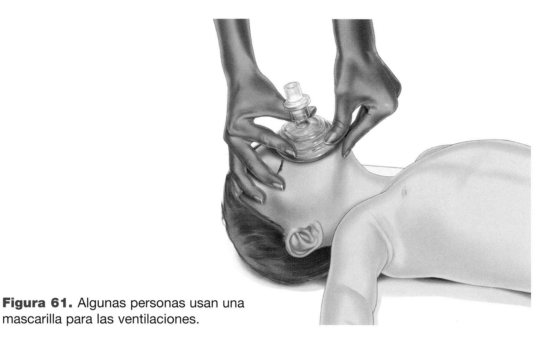

Figura 61. Algunas personas usan una mascarilla para las ventilaciones.

Acciones

Paso	Acción
1	Ponga la mascarilla sobre la boca y la nariz del lactante.
2	Extienda la cabeza y eleve el mentón mientras fija la mascarilla en el rostro. Mientras eleva el mentón, es importante conseguir un sello hermético entre el rostro del lactante y la mascarilla para mantener abierta la vía aérea.
3	Realice 2 ventilaciones. Observe si hay elevación torácica con cada ventilación.

NOTA

Si la mascarilla tiene un extremo en punta

- Ponga el extremo estrecho de la mascarilla en la parte superior (puente) de la nariz.
- El extremo ancho debe cubrir la boca.

Evaluación y llamado al número local de emergencias

Definiciones y acciones clave

Ahora que sabe cómo practicar la RCP, conviene repasar en qué situaciones resulta necesaria. Si el lactante no responde y no respira o solo jadea/boquea, tendrá que realizar la RCP.

En caso de duda, hágalo igualmente. Es preferible practicar la RCP en alguien que no lo necesita que no hacerlo cuando sí se necesita.

Acción: Comprobar que la escena es segura

Antes de realizar la RCP, compruebe que la escena es segura. Mire a su alrededor para descartar que haya algo que pueda lesionarle. No se trata de que usted también acabe siendo una víctima.

Acción: Golpear suavemente a la víctima y dirigirse a ella en voz alta

Compruebe si el lactante responde. Golpéele suavemente el pie y llámele por su nombre en voz alta. Si no se mueve, no hace ningún sonido, no parpadea o no reacción de ninguna otra forma, se trata de un lactante que no responde.

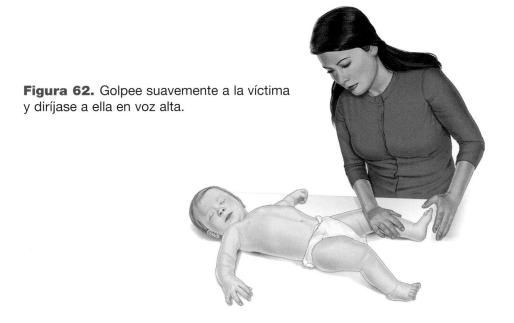

Figura 62. Golpee suavemente a la víctima y diríjase a ella en voz alta.

Acción: Grite pidiendo ayuda

Grite pidiendo ayuda. Si acude alguien, dígale que llame al número de emergencias. Tanto si acude alguien como si no, compruebe la respiración del lactante.

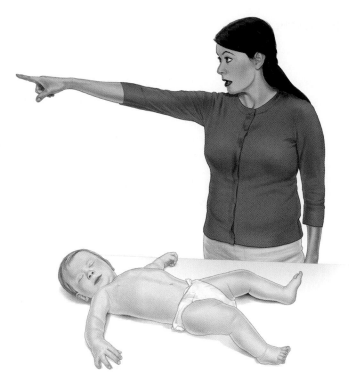

Figura 63. Pida ayuda.

Acción: Comprobar la respiración

Si el lactante no responde, compruebe la respiración. Si no respira o lo hace de forma agónica, es necesario iniciar la RCP.

Cuando una persona jadea/boquea, suele tomar aire muy rápido. Podría abrir la boca y mover la mandíbula, la cabeza o el cuello. Las respiraciones agónicas pueden parecer forzadas o débiles, y podría pasar un tiempo entre una y otra, ya que suelen darse con una frecuencia baja. Pueden sonar como un resoplido, ronquido o gemido. ya que no se trata de una respiración normal ni regular. Son un signo de paro cardíaco en alguien que no responde.

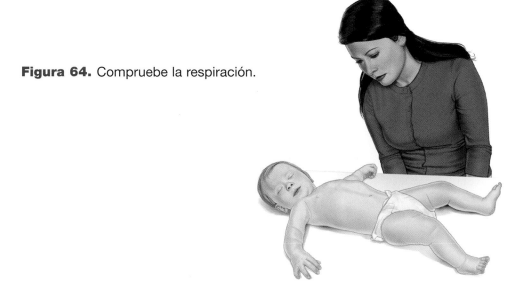

Figura 64. Compruebe la respiración.

Recapitulación

Definiciones y acciones clave

Los corazones de los lactantes suelen estar sanos y es la dificultad respiratoria la que a menudo les causa algún problema cardíaco, por eso es importante dar aire al lactante lo más rápido posible. Por esta razón, debe realizar 5 ciclos de RCP antes de llamar para pedir ayuda. (Si hay alguien cerca, dígale que llame de inmediato).

Las compresiones son muy importantes, ya que son la parte fundamental de la RCP. Intente no interrumpir las compresiones más de unos pocos segundos, incluso al realizar las ventilaciones.

Acción: Administre 5 ciclos de RCP

La RCP en lactantes consiste en **realizar series de 30 compresiones y 2 ventilaciones.** Comprima **unos 4 cm (1½ pulgadas)** a una frecuencia **mínima de 100 compresiones por minuto.** Tras cada compresión, deje que el **tórax vuelva** a su posición normal.

Si el lactante no está lesionado y se encuentra solo, tras 5 series de 30 compresiones y 2 ventilaciones, llévelo en brazos y vaya a llamar al número de emergencias.

Figura 65. Llame al número local de emergencias

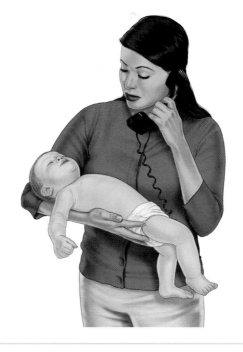

Acción: Llamada al número de emergencias

Tras 5 series de RCP, llame al número de emergencias, si aún nadie lo ha hecho. Si es posible, lleve al lactante con usted.

Acción: Hasta cuándo continuar

Tras llamar, continúe con las series de 30 compresiones y 2 ventilaciones hasta que el lactante empiece a responder o hasta que alguien más preparado llegue y asuma el control.

NOTA:
cómo responder a
las preguntas del
operador telefónico
de emergencias

No cuelgue hasta que el operador telefónico de emergencias le diga que puede hacerlo.

El operador le preguntará acerca de la emergencia. También podría darle instrucciones para auxiliar al lactante hasta que un equipo especializado llegue y asuma el control.

Responder a las preguntas del operador no retrasará la llegada de la ayuda. Si puede, llévese el teléfono consigo para estar junto al lactante mientras habla con el operador.

Acción:
realizar la RCP
pediátrica

No responde	**+**	**No respira** **o** **Solo jadea/boquea**	**=**	**REALIZAR RCP**		

La siguiente tabla muestra los pasos para la RCP en lactantes:

Paso	Acción
1	Compruebe que la escena es segura.
2	Golpee suavemente a la víctima y diríjase a ella en voz alta.
3	Grite pidiendo ayuda.
4	Compruebe la respiración.
5	Si el lactante no responde y no respira o solo jadea/boquea, **realice 5 series de 30 compresiones y 2 ventilaciones, llame al número de emergencias y busque un DEA.**
6	Continúe con las **series de compresiones y ventilaciones** hasta que el niño empiece a respirar o moverse, o hasta que alguien más preparado llegue y asuma el control.

Importante

Si hay alguien con usted mientras realiza la RCP, o si grita para pedir ayuda y consigue que alguien acuda, encargue a quien sea que llame al número de emergencias mientras usted empieza a comprimir fuerte y rápido y a realizar las ventilaciones. **Usted realice compresiones y respiraciones, mientras que la otra persona llama por teléfono.**

Resumen de habilidades de RCP pediátrica

Paso	Acción
1	**Compruebe que la escena es segura.**
2	**Golpee suavemente a la víctima y diríjase a ella en voz alta.** ■ Compruebe si el lactante responde. ■ Si no responde, vaya al paso 3.
3	**Grite pidiendo ayuda.** ■ Compruebe si hay alguien que pueda ayudarle. ■ Dígale que llame al número de emergencias.
4	**Compruebe la respiración.** ■ Asegúrese de que el lactante está recostado en una superficie firme y plana. Si es posible, que no esté directamente sobre el suelo. ■ Compruebe si el lactante no respira o si solo jadea. No responde + No respira o Solo jadea/boquea = REALIZAR RCP

5	**Realice la RCP. Realizar 5 series de 30 compresiones y 2 ventilaciones, y llamar al número de emergencias (si nadie lo ha hecho antes).**
	■ Compresiones:
	  – Quite las ropas.
	  – Ponga 2 dedos justo por debajo de la línea de los pezones.
	  – Comprima unos 4 cm, a una frecuencia mínima de 100 compresiones por minuto.
	  – Tras cada compresión, deje que el tórax vuelva a su posición normal.
	■ Respiraciones:
	  – Tras 30 compresiones, abra la vía aérea con la maniobra de extensión de la cabeza y elevación del mentón.
	  – Con la vía aérea de la víctima abierta, inspire normalmente.
	  – Cubra la boca y la nariz del lactante con su boca.
	  – Realice 2 ventilaciones (espire durante 1 segundo en cada una). Observe si hay elevación torácica con cada respiración.

6	**Continúe con las series.** ■ Continúe con las series de 30 compresiones y 2 ventilaciones hasta que el lactante empiece a respirar o moverse, o hasta que alguien más preparado llegue y asuma el control.

5. Cómo ayudar a un lactante atragantado

Puntos de aprendizaje

En esta sección aprenderá los signos que presenta un lactante atragantado y a ayudar a un lactante atragantado.

Definiciones

Un problema de atragantamiento se produce por algún alimento u otro objeto que queda atorado en la vía aérea o la garganta. El objeto evita que el aire pase a los pulmones.

Algunas obstrucciones son más leves que otras. Si es grave, actúe rápido. Extraiga el objeto para que el lactante pueda respirar.

Temas

- Obstrucción leve y grave
- Cómo ayudar a un lactante atragantado
- Cómo ayudar a un lactante atragantado inconsciente

Atragantamiento leve y grave

Acción

Guíese por la siguiente tabla para identificar si un lactante sufre una obstrucción leve o grave y qué debe hacer:

Si el lactante	La obstrucción de la vía aérea es	Por lo que debe
• Puede emitir sonidos • Tose ruidosamente	Leve	• Permanecer junto a la persona y hacer que tosa • Si le preocupa la respiración del lactante, llame al número de emergencias
• No puede respirar, o • Tiene tos silenciosa, o • No realiza ningún sonido	Grave	• Actuar rápidamente • Seguir los pasos para auxiliar a un lactante con obstrucción

Cómo ayudar a un lactante atragantado

Definiciones y acciones clave

Si un lactante sufre una obstrucción grave, dele palmadas en la espalda y comprímale en el tórax para que expulse el objeto que obstruye la vía aérea.

Paso	Acción
1	Sujete al lactante en brazos y colóquelo boca abajo. Sostenga la cabeza y la mandíbula del lactante con la mano.
2	Dele **5 palmadas en la espalda** con el talón de la otra mano, entre los omóplatos.
3	Si el objeto no sale tras las 5 palmadas, ponga boca arriba al lactante sujetándole la cabeza.
4	Realice **5 compresiones torácicas** con los 2 dedos de la otra mano, comprimiendo en el mismo punto donde practica la RCP.
5	**Repita** alternando las 5 palmadas en la espalda y las 5 compresiones torácicas hasta que el lactante respire, tosa o llore, o bien hasta que quede inconsciente.

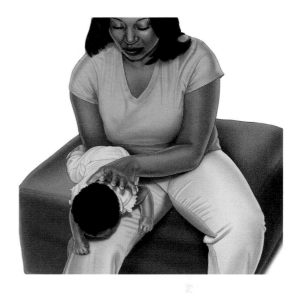

Figura 66. 5 palmadas en la espalda.

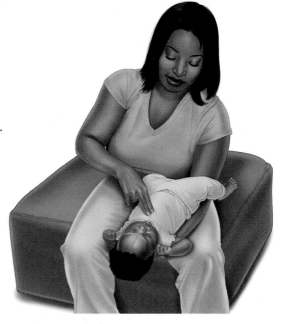

Figura 67. 5 compresiones torácicas.

NOTA	Un profesional de la salud deberá examinar a los lactantes en los que se ha practicado palmadas en la espalda y compresiones en el tórax.

Cómo ayudar a un lactante atragantado inconsciente

Definiciones y acciones clave	Si tras las palmadas en la espalda y las compresiones en el tórax no extrae el objeto que bloquea la vía aérea, el lactante quedará inconsciente. Comprimir en el tórax podría funcionar.

Acción: Ayudar a un lactante atragantado inconsciente	Si el lactante queda inconsciente, siga estos pasos:

Paso	Acción
1	Coloque al lactante en una superficie firme y plana, no directamente sobre el suelo, por ejemplo, sobre una mesa.
2	Golpee suavemente a la víctima y diríjase a ella en voz alta.
3	**Grite pidiendo ayuda.**
4	**Compruebe la respiración.**
5	**Comprima el tórax 30 veces.**
6	Tras las 30 compresiones, abra la vía aérea. **Si ve algún objeto en la boca, sáquelo.**
7	**Realice 2 ventilaciones.**
8	Repita **las series de 30 compresiones y 2 ventilaciones,** examinando la boca tras cada serie de compresiones por si hay algún objeto dentro.
9	**Tras 5 series de 30 compresiones y 2 ventilaciones, llame al número local de emergencias.**
10	Realice series de 30 compresiones y 2 **ventilaciones, examinando la boca tras cada serie por si hubiera algún objeto dentro. Continúe hasta que el lactante empiece a responder o hasta que alguien más preparado llegue y asuma el control.**

Importante	En los lactantes, solo dé palmadas en la espalda y comprima en el tórax. Si comprime en el abdomen podría causar daños graves.

Si está acompañado cuando el lactante queda inconsciente, **o si grita para pedir ayuda y alguien acude, encargue a quien sea que llame al número local de emergencias mientras usted se dedica a comprimir rápido y fuerte y realizar las ventilaciones. Usted realice compresiones y ventilaciones, mientras que la otra persona llama por teléfono.** |

Conclusión

Felicitaciones por completar el curso.

Le recomendamos que practique las habilidades a menudo. De esta forma, no las olvidará y podrá estar siempre dispuesto para una emergencia. Es importante que llame al número local de emergencias cuando se presente una emergencia. El operador podrá recordarle cómo debe actuar.

Póngase en contacto con la American Heart Association si desea más información sobre la RCP, DEA o los primeros auxilios. Visite **www.heart.org/cpr** o llame al 1-877-AHA-4CPR (877-242-4277) para saber dónde se impartirá un curso en su región.

Incluso si no recuerda los pasos exactos, es importante que intente practicarla. Cualquier ayuda, aun cuando no sea perfecta, es mejor que ninguna ayuda en absoluto.

Resumen de RCP y DEA en adultos, niños y lactantes

Acción	Adultos y niños mayores (han pasado o están en fase puberal)	Niño (1 hasta la pubertad)	Lactante (menos de 1 año)
Compruebe si la víctima responde	Golpee suavemente y diríjase a la víctima en voz alta		
Llame a su número local de emergencias	Llame al número local de emergencias tan pronto la víctima deje de responder.	Llame al número local de emergencias tras practicar 5 series de 30 compresiones y 2 ventilaciones (si se encuentra solo).	
• Realizar compresiones			
• Lugar de las compresiones	Mitad inferior del esternón		Justo debajo de la línea de los pezones
• Método de compresión	2 manos	1 ó 2 manos	2 dedos
• Profundidad de las compresiones	Al menos 5 cm (2 pulgadas)	Unos 5 cm (2 pulgadas)	Aproximadamente unos 4 cm (1½ pulgadas)
• Frecuencia de compresión	Al menos 100 por minuto		
• Series de compresiones y ventilaciones	30:2		
Abra la vía aérea Utilice la maniobra de extensión de la cabeza y elevación del mentón.	Inclinación de la cabeza y elevación del mentón		Extienda la cabeza y eleve el mentón (no lleve la cabeza demasiado atrás)
Compruebe la respiración	Observe si no hay respiración o si solo es agónica. (Deténgase al menos 5 segundos, pero no más de 10).		
Inicie la RCP	Realice series de 30 compresiones y 2 ventilaciones (de 1 segundo cada una)		
DEA • Pulse el botón de encendido o abra la tapa	Use el DEA en cuanto lo tenga a mano.		
• Coloque los parches en el tórax desnudo de la víctima	Utilice parches para adultos	Utilice los adaptadores pediátricos si el niño tiene entre 1 y 8 años de edad, o los parches para adultos si el niño tiene 8 años o más.	
• Siga las indicaciones del DEA			

RESUMEN DE RCP Y DEA

Índice